MÉMOIRES

SUR L'ACTION THÉRAPEUTIQUE

DE L'EAU SULFUREUSE ET IODÉE

D'ALLEVARD

PRÈS GRENOBLE (ISÈRE),

DANS LES AFFECTIONS CHRONIQUES DE LA POITRINE & PRINCIPALEMENT DANS
LA PHTHISIE ; DANS LES MALADIES DE LA PEAU, LES BLESSURES
PAR ARMES A FEU & LES MALADIES SYPHILITIQUES.

Recherches Physiologiques et Chimiques

SUR

LA COMPOSITION DE L'AIR DES SALLES D'INHALATION DE VAPEURS SULFUREUSES ET DE GAZ
SULFHYDRIQUE DE L'ÉTABLISSEMENT THERMAL D'ALLEVARD,

ET SUR

L'ACTION DES BAINS DE PETIT-LAIT

DANS LES MALADIES DU CŒUR ET PRINCIPALEMENT DANS LES
PALPITATIONS NERVEUSES DE CET ORGANE ;

PAR

Le Docteur NIEPCE,

Médecin-Inspecteur de l'Établissement thermal d'Allevard, lauréat de l'Institut (Académie
des Sciences) et de l'Académie impériale de Médecine, chevalier de l'ordre de
Saint-Grégoire-le-Grand, membre de plusieurs Sociétés savantes.

MACON,

IMPRIMERIE D'ÉMILE PROTAT.

1858.

INTRODUCTION.

Le nom d'Allevard est célèbre chez les savants et parmi les artistes ; il n'est pas de minéralogiste, de géologue, de métallurgiste, par les descriptions qu'en donnent les livres, ses riches exploitations de fer, ses aciéries, comme il n'est pas d'artiste un peu renommé, de paysagiste un peu habile qui ne soit venu recueillir des études, tracer des croquis et des ébauches en présence de ses sites incomparables.

Chaque année, un grand nombre d'étrangers, de touristes anglais viennent admirer les belles gorges d'Allevard, parcourir ses beaux glaciers, admirer la vallée sauvage des sept lacs et se reposer au milieu des ruines de la Chartreuse de Saint-Hugon, sous les frais ombrages de ses forêts séculaires.

Allevard est un chef-lieu de canton de 3,000 âmes, à l'extrémité est du département de l'Isère. Cette petite ville offre aux baigneurs toutes les ressources possibles comme logements, plaisirs et distractions. De beaux hôtels bien aménagés, des maisons particulières parfaitement tenues offrent aux étrangers des logements confortables.

Le grand hôtel des bains, situé à l'établissement même, possède un magnifique salon où se donnent toutes les fêtes qui ont lieu pendant la saison; on y trouve un café, un cabinet de lecture et une belle galerie à arcades semblable à celle de Vichy. Le restaurant de cet hôtel est tenu avec le plus grand soin et tout le confort possible. Un joli jardin anglais étale ses frais ombrages et ses sites admirables devant cet hôtel.

L'établissement thermal est situé dans ce parc, en face du grand hôtel. Rien n'est plus beau que la vue dont on jouit des fenêtres de cet hôtel sur les montagnes d'Allevard et sur celles de la haute Savoie.

Deux chemins de fer arrivent à Allevard, soit que l'on vienne de Paris ou de Marseille. Les voyageurs venant de Paris, de l'est de la France, prennent le chemin de fer de Paris à Lyon jusqu'à Mâcon. Dans cette ville, ils trouvent le chemin de fer de Genève qui les conduit à Culoz, et là le Victor-Emmanuel les amène à Montmélian (station qui n'est qu'à 20 kilomètres d'Allevard), trajet qui se fait en deux heures en omnibus.

Les voyageurs de Marseille, de Montpellier, de Nimes, de l'ouest de la France viennent jusqu'à Grenoble par le chemin de fer, et à l'arrivée de tous les trains ils trouvent la correspondance du chemin de fer qui les amène à Allevard, qui n'est qu'à 40 kilomètres de Grenoble.

Dans la journée, on arrive à Allevard, de Paris, de Besançon, de Dijon, de Marseille, de Montpellier, de Nimes, d'Avignon. De Lyon à Allevard, le trajet n'est que de quelques heures.

PROPRIÉTÉS THÉRAPEUTIQUES

DE

L'EAU SULFUREUSE ET IODÉE

D'ALLEVARD (ISÈRE),

DANS LES MALADIES CHRONIQUES DE LA POITRINE.

Il y a peu d'années encore, des praticiens très-expérimentés doutaient de la puissance médicatrice des eaux minérales. Leurs doutes, leurs préventions tenaient à ce que beaucoup de médecins des eaux généralisaient trop la vertu curative de leurs sources minérales. Heureusement que les études cliniques consciencieuses, les travaux sérieux de quelques médecins sont venus démontrer que, si les eaux minérales offraient quelque utilité comme moyen prophylactique, il était évident qu'elles avaient de véritables propriétés curatives dans certaines affections chroniques. Ils ont dirigé tous leurs efforts dans ce but, que leur spécificité était limitée. Ce n'est qu'à l'apparition de ces nouvelles recherches cliniques, appuyées sur des faits positifs, que les préventions se sont effacées et que la science hydrologique a pris le rang qu'elle mérite.

L'expérience a démontré qu'il était plus avantageux, pour les médecins autant que pour les malades, de déterminer d'une manière précise les affections auxquelles les sources s'adressent et les conditions spéciales de leur emploi; car mieux vaut une vertu assurée dans un petit nombre de cas, qu'une action incertaine dans beaucoup de maladies.

Il est donc du devoir de tout médecin des eaux de faciliter, dans chaque cas spécial, le choix d'ailleurs si important de la source minérale qui convient. Indiquer avec netteté et précision comment chaque source minérale se comporte, en présence des divers états morbides auxquels, d'après les faits cliniques bien observés, d'après l'analyse chimique des principes minéralisateurs, on doit supposer que cette eau s'adresse; établir les cas où elle est d'une efficacité bien marquée, ceux où elle n'exerce aucune action, enfin ceux où elle a été nuisible; voilà quelle est la tâche du médecin des eaux, qui doit considérer les sources minérales comme des agents thérapeutiques composés, à la connaissance desquels on ne saurait arriver que par l'expérimentation. Quant aux déductions, elles doivent être toutes basées sur les phénomènes physiologiques et les faits cliniques bien observés.

De même que certains moyens thérapeutiques présentent une tendance d'action plus déterminée pour une seule forme morbide, tels que l'iode, le mercure, le quinquina, etc., de même aussi les thermes d'Allevard possèdent une action spéciale contre les affections *catarrhales chroniques,* sans toutefois que leurs propriétés curatives se bornent complétement à cette classe de maladies, car ils trouvent encore leur emploi avantageux dans quelques autres formes morbides.

Quand on compare les analyses des Eaux-Bonnes et celles d'Allevard, on n'est pas étonné de voir ces deux sources minérales produire les mêmes effets physiologiques. De même que les eaux de Bonnes sont tout à fait différentes par leur composition chimique de toutes les eaux sulfureuses des Pyrénées, de même les eaux d'Allevard diffèrent complétement de toutes les eaux minérales des Alpes. Il semble que la nature ait voulu être peu prodigue de ces sources si précieuses dans une maladie si fréquente et si rebelle aux agents thérapeutiques. Si l'expérience, l'observation clinique, n'avaient pas, par des faits si nombreux, si positifs, démontré les propriétés curatives des eaux d'Allevard dans les affections chroniques de la poitrine, la comparaison seule de la température, de la composition chimique presque identiques de ces deux eaux minérales, tels que les travaux analytiques des chimistes l'ont démontré, suffirait pour faire voir que leurs effets doivent être les mêmes.

Les eaux d'Allevard, de même que les Eaux-Bonnes, exigent, dans leur emploi sous forme de boissons, les mêmes ménagements et ne doivent être prescrites en commençant qu'à de faibles doses, qu'on augmente progressivement en en surveillant tous les effets. Prises au début d'un rhume, d'une affection catarrhale, on doit les considérer comme une très-bonne tisane béchique, faisant rapidement avorter l'affection. Cette action n'est-elle pas la même que celle qu'attribuait Bordeu aux Eaux-Bonnes, qui les comparait à l'eau de mauve?

Ainsi, sous forme de boisson, les eaux d'Allevard ont une action semblable aux Eaux-Bonnes, et donnent lieu aux mêmes phénomènes physiologiques: mais ce qui établit la supériorité des eaux d'Allevard, c'est que leur abondance est telle qu'on peut les administrer en bains, en douches de toutes espèces, et sous la double forme d'inhalation de vapeurs sulfureuses chaudes ou tièdes et sous la forme purement gazeuse, permettant d'agir non-seulement sur la muqueuse digestive, mais encore sur toute la surface cutanée et sur toute la muqueuse pulmonaire. Tandis que le faible volume de la source de Bonnes ne permet que l'usage de la boisson.

. Les deux analyses qui suivent parlent assez d'elles-mêmes et indiquent suffisamment que deux eaux si semblables dans leur composition chimique, dans leur température, doivent avoir les mêmes actions thérapeutiques, produire les mêmes résultats, et l'observation clinique, juge impartial et si compétent, a prouvé par des faits nombreux l'identique action de ces deux sources si précieuses pour l'humanité.

ANALYSES DES EAUX-BONNES ET D'ALLEVARD.

M. O. HENRY.		M. SAVOYE.	
EAUX-BONNES.		EAU D'ALLEVARD.	
Gaz acide sulfhydrique.	0,0055	Gaz sulfhydrique...	0,052
— acide carbonique...	0,0064	— carbonique....	0,022
Azote...............	traces.	Azote.............	traces
Carbonate de chaux....	0,0048	Carbonate de chaux.	0,034
Chlorure de sodium....	0,3423	— de magnésie	0,018
— de magnésium.	0,0044	Chlorure de sodium.	0,334
— de potassium..	traces	— de magnésium	0,068
Sulfate de chaux.......	0,1180	Sulfate d'alumine..	traces
Silice et oxyde de fer...	0,0160	— de magnésie.	0,065
Matières organiques....	traces	— de chaux...	0,053
Iode................	traces	— de soude....	0,021
		Silice et oxyde de fer	traces
		Iode.............	0,006
Total......	0,6045	Total.....	0,668
Température.....	27°	Température.....	24°,2

Les eaux sulfureuses d'Allevard agissent dans les affections chroniques des voies respiratoires et de la surface cutanée et comme *excitantes* et comme *altérantes*, double action résultant de la présence dans ces eaux du gaz sulfhydrique, de l'iode et des autres principes fixes de cette eau minérale. « La prin-
» cipale force médicatrice des eaux, a dit avec raison le savant
» rapporteur, M. Patissier, dans son remarquable travail sur
» les eaux minérales, réside dans l'excitation qu'elles pro-

» voquent dans tout l'organisme, excitation vivifiante qui
» s'étend aux liquides comme aux solides, et dont l'effet se
» produit particulièrement sur l'organe malade d'après cette
» loi de notre économie qui veut que tout modificateur aille
» de préférence aboutir à l'organe souffrant ou à l'organe
» relativement plus faible. Il résulte généralement de cette
» stimulation un mouvement fébrile qui, modéré, est souvent
» favorable; il fait passer momentanément à l'état aigu les
» maladies chroniques et, en réveillant les mouvements orga-
» niques frappés d'inertie, il facilite le dégorgement des vais-
» seaux qui sont le siége d'une congestion passive. »

Le traitement par l'eau sulfureuse d'Allevard doit avoir pour effet de déterminer, de développer une excitation générale dans tout l'organisme, s'étendant aux solides comme aux liquides, et dont l'effet doit se faire plus spécialement sentir sur l'organe malade, en observant avec la plus grande attention qu'il faut tenir compte des conditions morbides, de la période de la maladie, de l'âge et du tempérament du malade, si l'on ne veut pas s'exposer à de graves mécomptes.

Cette théorie de l'excitation est séduisante et exige que l'on s'entende sur la valeur qu'on doit attribuer à ce mot. Ainsi, l'*excitation thermale* doit être considérée comme un moyen propre à augmenter l'énergie vitale des organes, à faciliter l'accomplissement des fonctions : une stimulation générale de l'organisme, sous l'influence de laquelle la guérison d'une multitude d'affections liées à un état d'asthénie bien prononcée peut être obtenue. C'est ainsi que, le plus ordinairement, agissent les eaux minérales; mais cette *excitation douce*, insensible des organes, diffère essentiellement de cette manière d'agir plus brusque, plus énergique, que l'on désigne ordinairement sous le nom d'*excitation*.

A Allevard, cette excitation se manifeste peu à peu, par un surcroît d'activité des organes sécréteurs, tels que l'abondance des sueurs, par l'apparition à la peau d'éruptions de formes variées, auxquelles on a donné le nom de *poussée*, et qui est véritablement l'indice le plus certain d'une heureuse excitation générale, signe précurseur d'une puissante modification imprimée à l'organisme tout entier. C'est alors aussi que commence à se faire sentir l'action altérante des principes minéralisateurs de cette eau, qui doit se continuer encore après que le malade a fini son traitement, et qui amène l'amélioration consécutive au traitement thermal.

Les eaux d'Allevard ont donc évidemment deux actions : l'une *stimulante*, réveillant les forces déprimées par les maladies chroniques, et l'autre *altérante*, agissant chimiquement

par un travail lent et qui, quoique peu sensible, tend à rétablir l'équilibre dans les liquides altérés; et c'est au soufre, à l'iode, etc., que l'on doit attribuer ces deux effets physiologiques et chimiques.«Ces eaux sulfureuses, a dit M. Patissier,
» agissent par la boisson, les bains et l'inhalation, princi-
» palement sur deux vastes surfaces : sur la muqueuse
» gastro-intestinale, la muqueuse pulmonaire et sur tout
» l'appareil tégumentaire. Elles excitent ces deux membranes
» qui, à leur tour, réagissent sur les autres organes liés avec
» elles par de nombreuses sympathies, activent leurs fonc-
» tions et modifient leur vitalité. Elles produisent dans l'éco-
» nomie une transmutation intime; elles retrempent, en
» quelque sorte, le corps malade. »

L'effet salutaire des eaux d'Allevard n'est pas toujours immédiat. Il arrive souvent qu'il se produit avec lenteur, et que la guérison n'est complète que longtemps après qu'on en a cessé l'emploi. N'est-il pas évident qu'une maladie qui affecte l'organisme tout entier, ou même qui n'est que locale, mais qui est sous la dépendance d'un dérangement de l'ensemble des fonctions, ne cèdera qu'après le retour de ces dernières à l'état normal? retour qui ne s'effectue ordinairement qu'avec lenteur.

L'étude de l'action thérapeutique des eaux minérales présente donc des difficultés très-compliquées et mérite, de la part du médecin des eaux, la plus sérieuse attention; car, s'il en demande la solution seule à la chimie, elle ne lui donnera que des données insuffisantes; s'il veut s'en tenir seulement à l'observation des faits, il tombera dans l'empirisme.

Quoi qu'il en soit, M. Patissier a dit avec raison, en parlant de l'action que les éléments actifs des eaux minérales exercent sur l'économie : « que ces divers principes agissent,
» mêlés, combinés, tels que la nature les a réunis, et de leur
» action réciproque doit nécessairement résulter une action
» médicatrice différente de celle que chacun possède dans son
» état distinct et isolé. »

COMPOSITION CHIMIQUE DE L'AIR DES CABINETS DE BAINS, DE DOUCHES, DES SALLES D'INHALATION DE VAPEURS (VAPORARIUM) ET DE LA SALLE D'INHALATION GAZEUSE FROIDE D'ALLEVARD.

Les médecins qui se sont occupés de l'étude des eaux sulfureuses n'ont pas suffisamment dirigé leur attention sur la composition de l'atmosphère dans laquelle respirent les malades qui prennent des bains d'étuves, des douches, et qui séjournent dans les salles de vapeurs sulfureuses.

L'action des émanations sulfureuses n'a pourtant pas été méconnue par tous les médecins. Le professeur Lallemand l'a surtout signalée à l'attention de ses confrères comme un moyen thérapeutique dont on pourrait tirer un parti avantageux. Dans un des comptes-rendus de l'Académie des Sciences, ce savant praticien a publié la note suivante, que je crois devoir rapporter :

« Tout le monde sait que les eaux hydro-sulfureuses sont
» d'un puissant secours contre toutes les affections anciennes
» des poumons. On connait, en particulier, la réputation des
» Eaux-Bonnes contre tous les cas de cette nature. Mais
» comment les emploie-t-on en général ? En bains; surtout en
» boissons. Les Eaux-Bonnes ne s'appliquent que sous cette
» forme, à cause du petit volume de la source. Si les eaux
» sulfureuses sont si utiles contre les affections pulmonaires
» chroniques, appliquées surtout à la peau ou introduites
» dans les organes digestifs, de quelle efficacité ne doivent-
» elles pas jouir, lorsqu'elles sont mises en contact immédiat
» avec les tissus mêmes qui sont malades, lorsqu'elles péné-
» trent, en un mot, dans les dernières ramifications des
» vésicules aériennes ? Tous les praticiens ont senti l'impor-
» tance de cette action directe, immédiate, et plusieurs ont
» imaginé divers moyens de faire respirer aux malades de
» l'air chargé de principes médicamenteux. J'ai imaginé de
» faire vivre, en quelque sorte, ces malades dans l'atmosphère
» même des eaux sulfureuses, en leur réservant un immense
» local, dans lequel la vapeur, arrivant par en bas et
» s'échappant par en haut, entretient la température de 18 à
» 20 degrés centigrades environ, température qu'on peut,
» au reste, faire varier à volonté, ainsi que la quantité de
» vapeur en circulation.

» Dans le principe, on n'y reste qu'une heure ou deux,
» matin et soir ; mais on s'y habitue bientôt, de manière à y
» rester douze heures par jour, sans la moindre incommodité.
» Sans être médecin, on peut facilement imaginer quelle
» puissante influence une médication aussi directe, aussi
» permanente, peut exercer sur les organes affectés. Elle est
» telle, que, dès les premiers jours, les malades en éprouvent
» un effet sensible.

» En ce moment, il y a dans l'établissement du Vernet,
» plusieurs phthisiques qui sont guéris depuis deux ou trois
» ans et qui y reviennent passer les plus mauvais jours de
» l'hiver, dans la crainte de quelque rechute. Plusieurs ont
» quitté Pise ou Naples, pour revenir se plonger dans les
» vapeurs qui leur ont été salutaires. Notez bien que je parle

» ici de phthisies tuberculeuses parfaitement constatées par
» l'auscultation ; de phthisies accompagnées de sueurs noc-
» turnes, de diarrhée colliquative ; enfin, de tous les symp-
» tômes qui accompagnent la dernière période de cette terrible
» maladie, dont le nom seul paraît un arrêt de mort.

» C'est donc une révolution à introduire dans la thérapeu-
» tique de ces affections, non-seulement quant à l'époque de
» l'administration des eaux sulfureuses, mais encore quant
» au mode de leur emploi, puisqu'il s'agit de les faire péné-
» trer jusqu'aux tissus altérés, comme on applique un topique
» sur un mal extérieur, et cela pendant des journées entières,
» s'il le faut, etc. »

Il résulte évidemment de ces réflexions du savant professeur que l'on doit attacher une grande importance à l'action que les vapeurs sulfureuses exercent sur l'organisme.

De même que l'établissement thermal du Vernet, celui d'Allevard, pourvu d'une source sulfureuse très-abondante, renfermant par litre 34 centimètres cubes de gaz acide sulfhydrique libre, pouvait posséder des salles d'inhalation de vapeurs sulfureuses ; aussi me suis-je empressé d'en faire établir dès l'année 1849. De plus, comme cette eau est très-riche en principes gazeux, ainsi que le démontre son analyse, il m'a été facile de recueillir ces gaz qui se dégagent de la source à gros bouillons et de les amener dans une salle d'inhalation dont la température est semblable à celle de l'air extérieur. De là, la création, à l'établissement thermal d'Allevard, de deux espèces de salles d'inhalation.

Dans l'une, l'atmosphère est saturée de vapeurs sulfureuses tièdes ou chaudes, à volonté, semblable à celle du Vernet ; dans l'autre, l'atmosphère est froide et purement gazeuse.

Ces deux espèces de salles d'inhalation ont des applications thérapeutiques différentes, suivant les affections morbides, ainsi que l'expérience me l'a démontré.

Les salles d'aspiration de vapeurs sulfureuses sont indiquées dans les cas de catarrhes bronchiques sans expectoration, accompagnés de toux sèche et pénible, dans la phthisie au premier degré, dans l'asthme sec, dans les laryngites et les angines chroniques, tandis que la salle d'inhalation gazeuse froide est employée dans les catarrhes avec expectoration abondante, la phthisie au deuxième degré, dans l'asthme humide ; toutes les fois, enfin, que l'affection est accompagnée d'une sécrétion abondante.

Les observations qui seront rapportées plus loin en seront la preuve convaincante.

La présence du soufre en nature, à l'état de gaz sulfhydrique, de l'iode dans l'atmosphère des cabinets de bains, de douches et des salles d'inhalation, se démontre facilement, ainsi que je l'avais indiqué dans mon rapport médical de 1852, et que l'a annoncé M. Patissier dans son rapport général sur les services des établissements thermaux de cette année.

Il suffit de suspendre dans ces salles une feuille d'argent, de cuivre ou de plomb, bien décapée, pour qu'elle noircisse à l'instant même, et de faire passer un courant de cet air dans un appareil-laveur, contenant une solution de sels d'argent ou de plomb, pour obtenir promptement un précipité de sulfure métallique facile à recueillir et à peser.

L'atmosphère des cabinets de douches, des étuves, des vaporarium ou salles d'inhalation de vapeurs, est formée par les vapeurs de l'eau minérale chauffée, comme à l'établissement du Mont-d'Or, dans deux vastes chaudières destinées à fournir la vapeur nécessaire pour chauffer l'eau minérale contenue dans les deux réservoirs, de 1,200 hectolitres de capacité chacun, construits en pierre de taille, hermétiquement fermés et possédant des flotteurs en bois qui s'opposent au contact de l'air avec l'eau minérale et en préviennent l'altération. Une autre précaution très-importante est prise, c'est celle de maintenir ces réservoirs toujours pleins. L'eau minérale y est chauffée par la vapeur qui provient des chaudières et qui circule dans des serpentins placés dans les réservoirs. Cette atmosphère contient encore les gaz qui se dégagent naturellement de l'eau, les principes fixes entraînés avec la vapeur et les vapeurs d'iode de l'eau minérale.

AIR DES VAPORARIUM OU SALLES D'INHALATION DE VAPEURS SULFUREUSES D'ALLEVARD.

Les salles d'inhalation de vapeurs de l'établissement thermal d'Allevard consistent en deux grandes salles voûtées, suffisamment éclairées et autour desquelles règnent plusieurs gradins en bois sur lesquels les malades sont assis. Ils se placent ainsi sur ces gradins, disposés en amphithéâtre tout autour des salles. Quand on y fait parvenir de la vapeur, elle s'établit par couches de plus en plus chaudes de bas en haut, en sorte qu'il peut exister entre les couches inférieures et les supérieures des différences notables. L'établissement du Mont-d'Or doit au vaporarium, parfaitement construit, qu'il possède la majeure partie des bons résultats qu'y trouvent les malades, et celui d'Allevard doit la réputation qu'il a acquise à ses salles d'aspirations si bien disposées, et dont l'atmosphère renferme des moyens curatifs si puissants dans les affections chroniques des voies respiratoires.

L'atmosphère de ces salles est suffisamment riche en acide sulfhydrique, pour qu'il soit très-facile, non-seulement d'y constater l'existence de ce gaz, mais encore d'en déterminer la quantité. En effet, l'eau d'Allevard, si riche en principes gazeux, verse dans l'air de ces salles une grande quantité d'acide sulfhydrique dont une partie, décomposée par l'oxygène de l'air, donne lieu à un dépôt de soufre sous forme de cristaux, d'une ténuité extrême, qui pénètre dans les poumons à chaque inspiration. Dans ces salles, la quantité du principe sulfureux répandue dans l'air est telle qu'une pièce de monnaie d'argent prend de suite une teinte brune de sulfure d'argent. Une minute suffit pour que ce phénomène se produise. Après cinq minutes, la coloration est presque noire.

Un malade, placé au milieu de cette atmosphère, y respire un air dilaté, chaud, lui fournissant à chaque inspiration moins d'oxygène que l'air extérieur, du gaz acide carbonique, du gaz sulfhydrique, du soufre extrêmement divisé, disséminé dans cette atmosphère de vapeurs provenant de la décomposition de l'acide sulfhydrique par l'oxygène et des vapeurs d'iode, les divers principes salins contenus dans l'eau minérale qui pénètrent ainsi continuellement dans les organes respiratoires pendant le séjour plus ou moins prolongé du malade dans ce milieu.

On conçoit aisément que, pendant que les malades séjournent dans ces salles, les vapeurs composées qui s'y trouvent associées momentanément à un air chaud, dont l'oxygène est appauvri, activent les fonctions de la peau et stimulent doucement les fonctions des poumons, pendant toute la durée du séjour des malades dans cette atmosphère.

Comme le séjour des malades dans ces salles d'inhalation est ordinairement assez long, j'ai recherché avec soin quelle était la composition chimique de l'air de ces salles, soit avant que les malades y soient entrés, alors que cet air ne contient encore aucune des émanations miasmatiques animales qui peuvent le souiller après le séjour prolongé de plusieurs malades, soit après qu'ils y ont séjourné plusieurs heures.

On verra alors que les miasmes qui se développent du corps des malades, qui respirent à la fois et en grand nombre l'air de ces vaporarium, et dont l'analyse a démontré la présence dans ces salles d'inhalation, m'a conduit à en renouveler fréquemment l'air par une ventilation rapide, faite toutes les heures avant d'y laisser rentrer les malades qui, pendant cette ventilation, passent dans un autre vaporarium communiquant avec celui duquel ils sortent et dont la température est identiquement la même.

RECHERCHES DE L'IODE.

Pour démontrer la présence de l'iode dans cet air, il suffit d'en laver un certain nombre de litres dans de l'eau distillée dans laquelle on a ajouté un gramme de carbonate de potasse privée d'iode, provenant du tartre. Après le lavage de l'air, on fait évaporer le liquide à siccité ; on épuise le résidu par l'alcool bouillant après l'avoir calciné ; puis on fait évaporer le liquide alcoolique jusqu'à siccité, et l'on reprend ensuite le produit de cette évaporation par quelques gouttes d'eau distillée ; on obtient ainsi un liquide que l'on fractionne en petites parties et dans lesquelles il est facile de constater la présence de l'iode, soit à l'aide de l'amidon avec l'acide sulfurique, l'acide azotique ou les sels de palladium.

Si l'on n'a pas le soin d'ajouter de la potasse en commençant l'opération, il est impossible de reconnaître la présence de l'iode qui se dégage avec les vapeurs de l'eau.

Une autre expérience permet de reconnaître facilement la présence de l'iode dans l'atmosphère des salles d'inhalation : il suffit d'y suspendre une feuille amidonnée, pour qu'elle prenne une teinte azurée.

Ces vapeurs d'iode sont complétement absorbées par les poumons et portées de là dans le torrent circulatoire ; ce qui le prouve, c'est que si l'on fait passer l'air expiré par un malade dans un tube laveur contenant de l'eau distillée tenant en dissolution du carbonate de potasse pur, quelque prolongée que soit l'expérience, il est impossible de retrouver la moindre trace d'iode dans la solution, preuve évidente que ce principe a été complétement absorbé.

Il est certain qu'une atmosphère pareille, contenant un si grand nombre de principes actifs, doit avoir une action puissante sur les organes inspirateurs. En effet, la faculté absorbante de la muqueuse pulmonaire n'est-elle pas plus active que celle du tube digestif ? et, comme le dit si bien M. Patissier dans son remarquable rapport à l'Académie, « on ne peut
» admettre la moindre parité entre les effets d'un médicament
» réduit en vapeur et mis en contact avec les conduits aériens
» et ceux du même agent solide ou liquide ingéré dans
» l'estomac. Les vapeurs agissent d'abord topiquement sur
» la membrane muqueuse des voies aériennes ; puis, absor-
» bées et portées dans le torrent de la circulation, elles
» exercent sur nos humeurs une action spéciale qui varie

» suivant leurs principes constituants. Ce nouveau mode
» d'administration des eaux ne peut qu'influer avantageuse-
» ment sur la thérapeutique thermale dont elle agrandit les
» procédés ; c'est une voie nouvelle et facile, ajoutée à la
» boisson et aux bains, pour faire pénétrer dans l'économie
» les principes *altérants* des sources minérales. »

Lorsque nous traiterons des effets physiologiques et thérapeutiques des vapeurs de ces salles d'inhalation, nous entrerons dans de longs détails sur l'air expiré, le sang, les urines, les sueurs des malades et les effets de ces vapeurs sur nos organes et les divers appareils fonctionnels. Mais auparavant, nous allons rechercher, dans l'eau de condensation de ces vapeurs, quelle est la nature exacte des sels minéraux qu'elles entraînent avec elles.

Cette analyse quantitative, faite avec soin et répétée plusieurs fois, en donnant à peu près les mêmes résultats dont j'ai pris la moyenne, indique combien l'atmosphère des salles d'inhalation de vapeurs, qui, au premier abord, semblerait n'être composée que de vapeurs sulfureuses, est, au contraire, formée de divers principes composés qui agissent d'abord topiquement sur la muqueuse qui tapisse les innombrables ramifications bronchiques qui se prêtent si bien à l'absorption des vapeurs médicamenteuses, et qui, ainsi que le dit M. Patissier, « absorbées et portées dans le torrent de la circulation,
» exercent sur nos humeurs une action spéciale, qui n'a pas
» encore été suffisamment étudiée et qui doit nécessairement
» varier suivant leurs principes constituants. »

Dans un des chapitres suivants, nous verrons que l'emploi de ces vapeurs exige des règles dans leur application, car l'observation m'a démontré que, pour être utiles et salutaires, elles doivent être employées à une douce température qui en permette l'inhalation prolongée, sans que le malade éprouve de la gêne ou de la douleur dans la poitrine. Si leur température était trop élevée, ces vapeurs détermineraient promptement un sentiment de chaleur dans la poitrine, des crachements de sang, de la fièvre, accidents qui indiquent combien elles seraient nuisibles, si elles étaient ainsi administrées.

RÉSUMÉ DE L'ANALYSE.

		cc.
320 litres d'air ont donné :	acide sulfhydrique...	8,90
	acide carbonique....	23,06
Sur 100 parties d'air :	oxygène.............	19,35
	azote...............	80,65

10 litres d'eau de condensation des vapeurs ont donné :	Iode, produits solides; quantité notable.	
	carbonate de chaux....	0,004
	— de magnésie	0,002
	silice................	traces
	sulfate de soude.......	0,008
	— de magnésie....	0,004
	— de chaux.......	0,003
	— d'alumine......	traces
	chlorure de magnésium.	traces
	— d'aluminium..	traces
	— de sodium....	0,012
	Total............	0,033

AIR DE LA SALLE D'INHALATION GAZEUSE FROIDE.

Si les établissements thermaux du Mont-d'Or, d'Amélie-les-Bains, du Vernet, ont obtenu de grands résultats de leurs vaporarium à température élevée, Allevard, par la création de ses salles d'inhalation de vapeurs, en 1849, a vu, dès ce moment, s'accroître sa réputation, qui depuis s'est développée bien davantage après l'établissement de sa salle d'inhalation gazeuse froide.

Cette salle consiste en une vaste pièce carrée, entourée de banquettes. Au milieu, se trouve une grande vasque surmontée de plusieurs vasques superposées et de plus en plus petites à mesure qu'elles s'élèvent. Au-dessus de la dernière, se dégagent deux jets d'où l'eau retombe, sous forme de pluie, dans la première vasque; de celle-ci, dans l'inférieure, et ainsi de suite jusque dans la dernière où elle se déverse; et au moyen de deux conduits, elle est entraînée au dehors de la salle.

Dans ces chutes successives de l'eau sulfureuse, les gaz amenés de la source avec l'eau se dégagent dans la salle dont l'atmosphère est tellement sulfureuse qu'une pièce d'argent y devient noire en moins de cinq minutes, et la quantité d'iode y est assez sensible pour y colorer un papier amidonné. Des clefs graduées, placées dans les conduits, permettent d'augmenter ou de diminuer la quantité de gaz que l'on veut faire pénétrer dans cette salle, et servent ainsi de régulateurs; de telle sorte que l'on peut rendre à volonté l'atmosphère plus ou moins sulfureuse.

Les malades qui séjournent dans cette salle ne sont pas obligés, comme dans les vaporarium, de se déshabiller avant d'y entrer. Ils peuvent s'y livrer à la lecture et les dames y broder, y faire la conversation. Cette salle, dont la température est analogue à celle de l'atmosphère extérieure et ne renferme pas de vapeurs, permettant aux malades d'y entrer à toute heure du jour avec toute espèce de toilette, possède deux conditions très-importantes aux eaux : l'utile et l'agréable.

La composition de cette atmosphère et sa température expliquent très-bien, ainsi qu'on le verra plus loin, les résultats que j'ai obtenus de son emploi dans certaines affections chroniques des voies respiratoires; aussi m'étendrai-je longuement sur l'utilité de cette salle d'aspiration et sur le choix qui doit en être fait pour les malades, suivant la nature et le degré de leurs affections.

L'action produite par cette atmosphère purement gazeuse, et par les vapeurs iodées qui y sont mélangées, a été parfaitement constatée, démontrée par plusieurs médecins de Lyon, tels que MM. de Pollinière, Bonnet, Bouchacourt, Gensoul, Gromier, Teissier, etc., qui, depuis la création de cette salle d'inhalation, l'ont expérimentée sur de nombreux malades.

Effets chimiques de l'inhalation des vapeurs sulfureuses et iodées, du gaz sulfhydrique sur l'air expiré, les sécrétions des muqueuses, des bronches, les sueurs et les urines.

PRODUITS DE L'EXPIRATION.

L'analyse chimique de l'air des salles d'inhalation a démontré que l'atmosphère de ces salles contenait : 1° de l'oxygène en quantité moindre que l'air normal, 2° de l'acide carbonique, 3° une grande proportion d'acide sulfhydrique, 4° des vapeurs d'iode, 5° du soufre en cristaux d'une ténuité extrême, 6° et une certaine proportion des sels contenus dans l'eau minérale. On conçoit, dès lors, l'importance qu'il y a de rechercher ce que deviennent ces différents principes lorsqu'ils ont pénétré dans les voies aériennes et, de là, dans l'organisme, si une partie en est rejetée au dehors par l'expiration; si, au contraire, ils sont absorbés en totalité et ce qu'ils deviennent une fois qu'ils sont dans la circulation; si le sang, les sueurs et les urines en éprouvent quelques modifications, et s'ils sont éliminés par les sécrétions urinaires et cutanées.

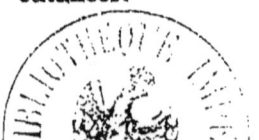

Ce n'est donc que par une série d'expériences, souvent répétées dans les diverses phases des mêmes maladies, que l'on peut arriver à des données presque certaines sur ce sujet de physiologie, de chimie et de thérapeutique thermales si important à traiter.

L'expérience m'a démontré d'une manière positive que l'air expiré par les malades atteints d'affections chroniques de la poitrine contenait d'autant moins d'acide carbonique que l'affection était plus grave. Ainsi, toutes les fois que j'ai fait expirer les malades dans un tube laveur contenant de l'eau de baryte, il m'a été facile de constater que, dans les catarrhes bronchiques chroniques simples, sans lésions du parenchyme pulmonaire, la quantité d'acide carbonique expiré avait un peu diminuée; que, toutes les fois que l'expectoration était mucoso-albumineuse, d'apparence puriforme, sans que pourtant le microscope révélât la présence des globules du pus, il y avait alors moins d'acide carbonique expiré. Dans la phthisie au 2e degré, il y a moins d'acide carbonique expiré qu'au 1er degré, moins aussi au 3e qu'au 2e.

Après quelques jours du traitement des catarrhes bronchiques par l'eau d'Allevard et surtout par l'usage des salles d'inhalation de vapeurs ou seulement gazeuse, la proportion d'acide carbonique expiré augmente, et cela d'autant plus que la toux, les sécrétions diminuent et que la maladie s'améliore. Il en est de même dans la phthisie.

Ces faits sont tellement positifs que la quantité plus ou moins grande de ce gaz expiré peut servir à faire reconnaître l'état stationnaire, l'amélioration ou l'aggravation de la maladie. Toutefois, il ne faut pas oublier qu'un léger état inflammatoire augmente aussitôt la quantité d'acide carbonique.

Pendant le séjour des malades dans les salles d'aspiration, la quantité d'acide carbonique n'augmente que dans les cas où la respiration de cet air produit de l'excitation.

Le soufre qui pénètre dans les poumons sous les deux états dans lesquels il existe dans les salles d'inhalation, sous la forme de gaz sulfhydrique et de cristaux d'une extrême ténuité, est entièrement absorbé pendant la première heure qu'y passent les malades; à la fin de la seconde heure, si le traitement dure depuis plusieurs jours, l'air expiré en contient quelques traces et cela d'autant plus que la saturation est plus prononcée. Ainsi, en faisant expirer un malade dans un tube laveur contenant une solution d'un sel de plomb ou d'argent, pendant la première heure le liquide ne se trouble pas, et ce n'est qu'à la fin de la deuxième qu'il y a un trouble léger. Après un certain nombre de jours, qui varie suivant les malades, alors que la peau exhale une forte odeur sulfureuse par la transpiration insensible, que les urines contiennent une quantité notable de principes sulfurés, l'air expiré, soit pendant le jour, soit pendant la nuit, contient une assez notable proportion de soufre. Il en est de même des crachats. C'est, pour moi, un indice de saturation sulfureuse, et, si le traitement est continué, on voit survenir des douleurs d'estomac, la perte d'appétit, le sommeil agité, une constipation opiniâtre ou une diarrhée noire.

C'est au moment où le malade rejette ainsi du soufre avec l'air expiré qu'apparaissent les phénomènes qui indiquent que le malade est saturé de soufre et qu'il faut suspendre le traitement sulfureux. En effet, il arrive un moment où le malade est saturé d'eau minérale, où la boisson, prise avec répugnance, fatigue l'estomac, occasionne de la sécheresse et de la chaleur à la peau, détermine de la faiblesse musculaire et une agitation marquée. Le médecin doit alors faire cesser le traitement, sous peine de voir arriver de graves accidents. Il existe alors une véritable saturation sulfureuse qui explique le défaut de tolérance pour ce médicament. Dans ce moment, le soufre détermine une sorte d'intoxication dont une nouvelle dose trouble gravement les fonctions de l'organisme.

Ce degré de saturation varie beaucoup, et l'âge, le tempérament, le régime, la maladie influent beaucoup sur ce phénomène.

En parlant des sueurs et des urines, on verra ce que devient une partie du soufre ainsi absorbé.

Nous avons vu que l'air des salles d'inhalation contenait une certaine quantité de vapeurs d'iode. Les poumons les absorbent complétement et, quelle que soit la durée du séjour des malades dans ces salles d'inhalation, il est impossible de reconnaître que l'air expiré dans un tube laveur contenant une solution de carbonate de potasse pur en renfermait un atôme, preuve évidente qu'elles sont entièrement absorbées et versées dans la circulation.

PRODUITS DE L'EXPECTORATION.

Dans son remarquable travail sur les différentes humeurs animales, considérées dans leur état physiologique, M. Andral s'est exprimé ainsi : « Sur les membranes muqueuses encore
» plus qu'à la peau, on trouve presque toujours à la fois
» des liquides de plusieurs sortes et ordinairement de réac-
» tion différente. De là une certaine difficulté pour démêler

» dans cette association de liquides la réaction qui appartient
» à chacun d'eux, de là des chances d'erreurs qui n'ont pas
» toujours été évitées. »

On comprend qu'il n'est pas toujours facile d'apprécier les réactions des muqueuses bronchiques, et cependant, malgré ces difficultés, mes observations répétées m'ont démontré que, dans toute leur étendue et à l'état sain, les membranes muqueuses de la bouche, du pharynx, des bronches fournissent, comme la peau, un principe acide. Ce principe existe dans le liquide transparent et sans globules que ces muqueuses séparent du sang dans leur état physiologique. Mais, dans toutes les affections catarrhales chroniques de ces muqueuses, le mucus clair qu'elles fournissent à l'état normal, remplacé alors par une matière opaque contenant des globules, ne donne plus une réaction acide, mais au contraire une réaction alcaline très-prononcée.

Ainsi, dans le coryza chronique, le mucus puriforme fourni par la muqueuse des fosses nasales est très-fortement alcalin.

Dans la bronchite chronique, les produits de l'expectoration présentent parfois deux réactions, acide et alcaline, réunies souvent dans le même crachat. La partie transparente claire est acide, les parties opaques, au contraire, sont alcalines, et ces deux réactions restent indépendantes l'une de l'autre.

Pendant le traitement sulfureux, les sécrétions des bronches deviennent alcalines par la combinaison du soufre inspiré qui se combine avec la soude du sérum du sang et passe à l'état de sulfure de sodium, état dans lequel on le trouve combiné dans les crachats. Quelquefois c'est à l'état de sulfure de potassium, mais rarement, qu'il a été trouvé par le docteur Clerc dans ses études pathogénésiques sur la salle d'inhalation gazeuse. Parfois les crachats contiennent une proportion assez forte d'albumine et d'albuminate de soude.

Après un nombre de jours qui varie suivant l'âge, le tempérament, le degré de la maladie, la force du malade, au moment où l'économie paraît saturée de soufre, que l'air expiré en contient, les crachats prennent l'odeur du soufre et il est facile de le constater. C'est un indice très-bon pour faire suspendre le traitement; et, dès que le malade a passé au repos complet, on ne retrouve plus de soufre ni dans l'air expiré, ni dans les produits de l'expectoration. L'état de saturation a alors disparu.

Effets physiologiques produits sur les divers appareils fonctionnels de l'organisme.

RESPIRATION, MOUVEMENTS DU CŒUR, HÉMATOSE.

Porté directement sur les poumons par l'inhalation, le gaz sulfhydrique détermine sur ces organes un effet sédatif marqué lorsque son action n'est pas trop prolongée. M. Trousseau avait déjà constaté ce fait. L'inhalation du gaz sulfhydrique respiré pendant un temps peu long et à divers intervalles, pendant la journée, calme la toux des malades et exerce une sédation très-marquée sur les mouvements du cœur. Ainsi les malades chez lesquels il existe, en même temps que l'affection des poumons, un état morbide du cœur, une lésion organique accompagnée de palpitations, l'inhalation gazeuse diminue ces battements du cœur et contribue ainsi à atténuer l'affection des poumons en diminuant la quantité du sang que le cœur envoie à ces organes. Les accidents hémoptysiques diminuent de fréquence, de quantité, sont calmés rapidement sous l'influence de l'inhalation pas trop prolongée de ce gaz, et répétée à diverses reprises pendant la journée.

La sédation sur les mouvements du cœur, sur la circulation, se manifeste également quand bien même cet organe n'est point affecté, et l'on comprend dès lors le bien-être qui peut résulter pour les poumons de ce ralentissement de la circulation et par conséquent de l'afflux sanguin sur ces organes, lorsqu'on sait, d'après les belles recherches de M. Magendie, que le gaz sulfhydrique s'opposant aux phénomènes de l'hématose, les phlogoses chroniques pulmonaires n'ayant plus d'aliments capables de les entretenir, les parties du parenchyme pulmonaire qui entourent les tubercules, et qui sont le siége si fréquent de fluxions phlegmasiques, perdent peu à peu, sous l'influence de ce gaz, ces dispositions fluxionnaires et tendent à reprendre leur état normal.

Le célèbre professeur du collège de France a démontré que l'acide sulfhydrique et le sulfate de soude exercent une action fluidifiante manifeste sur les matières mucoïdes et albuminoïdes. On comprend, dès lors, que dans les parties du poumon engouées, que dans l'engorgement du parenchyme pulmonaire, des capillaires sanguins, des bronches, des vaisseaux lymphatiques de ces organes, le gaz sulfhydrique, le sulfate de soude, le soufre, les vapeurs d'iode, portés directement sur ces parties, dans un état de division extrême, comme ils le sont dans l'inhalation, ces organes doivent en éprouver assez rapidement une action fluidifiante et qu'ils peuvent alors ou rejeter au dehors ou faire rentrer dans la circulation les liquides et les solides qui les obstruaient, et, par conséquent, ces engorgements peuvent se résoudre. Ces principes, d'ailleurs, ont eux-mêmes une action bien plus remarquable sur les globules du sang. Tous les praticiens savent que les affections chroniques, surtout celles du poumon, qui agissent directement sur l'hématose, modifient l'état des globules sanguins, qu'ils perdent rapidement leurs propriétés et leurs formes en altérant l'élément globulaire, et que la santé en est fâcheusement impressionnée. L'inhalation du gaz sulfhydrique, des cristaux extrêmement fins, de soufre, de sulfate de soude, rétablissent peu à peu les propriétés et les formes des globules sanguins dont ils reconstituent l'élément globulaire. C'est principalement au moyen du microscope qu'il m'a été permis de suivre cette action sur le sang des malades en répétant tous les cinq jours mes expériences sur leur sang, en tenant note exacte des phénomènes observés.

L'usage prolongé de la boisson sulfureuse, des bains surtout s'ils sont de plusieurs heures, a une action tout à fait opposée à celle du gaz sulfhydrique. Dans ce cas, il faut surveiller les malades, car le soufre stimule l'appareil sanguin et l'on ne doit en user qu'avec réserve chez les sujets à tempéraments sanguins et nerveux, à constitutions pléthoriques, irritables.

Dans les maladies organiques de l'appareil circulatoire, telles que les lésions des valvules, les anévrismes, les hypertrophies du cœur, l'usage de l'eau d'Allevard, prise en très-petite quantité à l'intérieur, celui des bains à température douce, produisent, au contraire, une sédation marquée de la circulation. L'inhalation des vapeurs sulfureuses à température de 18 à 20 degrés calme les accidents hémoptysiques qu'elle provoquerait, au contraire, si leur température était plus élevée.

Cet effet sédatif s'observe également dans l'asthme qui coexiste avec une altération organique du cœur et des gros vaisseaux, ainsi que dans la phthisie pulmonaire avancée.

Il faut se tenir en garde contre l'excitation thermale et empêcher qu'elle ne se développe chez certains malades alors que l'on soupçonne une disposition aux phénomènes fluxionnaires. Dans ces cas, l'excitation semble produire une amélioration de l'état général, qui n'est qu'un mieux trompeur suivi bientôt d'accidents très-graves. Dans ces cas, le travail pathologique, qui continue sourdement sa marche, reçoit de cette excitation un surcroît d'activité, et à l'amélioration produite succède rapidement une aggravation des symptômes morbides.

FONCTIONS DE LA PEAU.

Les préparations sulfureuses sont employées depuis les temps les plus reculés contre les maladies cutanées; et si les eaux sulfureuses, si puissantes contre quelques-unes de ces affections, n'ont pas toujours réussi, ce qui a fait dire à M. Patissier que le soufre a aggravé plus de maladies cutanées qu'il n'en a guéri, c'est qu'on a trop généralisé leur action. En effet, les nombreuses observations que m'ont fournies les maladies venues à Allevard pour y être traitées, m'ont appris que les eaux sulfureuses ne pouvaient réussir que lorsque ces affections étaient liées à une diathèse, au tempérament lymphatique ou scrofuleux, à des troubles des fonctions digestives.

Dans les cas où les affections cutanées sont entées sur un sujet lymphatique, syphilitique ou scrofuleux, l'eau sulfureuse ne peut être employée que concurremment avec les moyens thérapeutiques appropriés à la nature de ces complications. C'est ainsi que l'excitation générale déterminée dans tout l'organisme aide puissamment à l'action du mercure, de l'iode, des amers, etc.

Dans certaines affections graves de l'organisme, lorsqu'on soupçonne qu'elles peuvent reconnaître pour cause la rétrocession d'un virus quelconque, la fluxion spécifique sur la peau que détermine le souffre, et qui ramène à la surface une affection dartreuse, herpétique, explique encore dans ce cas l'heureuse action de l'eau sulfureuse.

Très souvent, le traitement sulfureux semble, pendant un certain nombre de jours, ne donner lieu à aucun phénomène remarquable, lorsque, tout à coup, une exacerbation de la maladie se manifeste, elle s'étend et revêt tous les caractères de l'état aigu; c'est alors qu'apparaissent les phénomènes de la poussée dont nous allons parler bientôt. Alors on suspend le traitement et les choses reprennent leur état habituel; le traitement recommence; quelquefois, mais rarement, le mal disparaît pendant le séjour du malade aux eaux; le plus souvent, il n'y a qu'une amélioration légère; d'autres fois, au contraire, le mal paraît plus grave, le malade s'en va mécontent, mais la guérison arrive enfin. Dans d'autres cas, il survient des sueurs critiques abondantes, un flux hémorrhoïdale, avec l'apparition desquels finit la maladie.

DE LA POUSSÉE.

Dans les phénomènes produits par l'eau sulfureuse d'Allevard sur les divers appareils fonctionnels de l'organisme, nous avons parlé de la *poussée* que détermine chez beaucoup de malades le traitement par cette eau sulfureuse. Je crois très-utile d'entrer sur ce sujet, si important de la thérapeutique thermale, dans des détails qui démontreront que ce phénomène exige, de la part du médecin des eaux, une attention sérieuse. Ainsi, nous avons vu que l'influence des bains sulfureux était telle que, en provoquant une fièvre artificielle, ils déterminent la fluxion critique sur la peau. Cette crise est manifestée non pas seulement par des sueurs, mais par tous les phénomènes si remarquables qui caractérisent la *poussée*.

La poussée est une fluxion vive à la peau, accompagnée par un érythème plus ou moins étendu, par une éruption miliaire papuleuse, quelquefois par une éruption d'urticaire ou de vésicules confluentes douloureuses. Chez quelques malades, la poussée arrive après quelques jours de traitement; chez d'autres, au contraire, il faut augmenter d'une manière progressive la durée des bains. A Allevard, ce phénomène fluxionnaire arrive sans que l'on soit obligé d'élever la température des bains. Il n'en est pas de même dans d'autres établissements thermaux où l'on élève très-haut la température. Un pareil traitement a déterminé des accidents très-graves chez certains malades qui ont été victimes de l'empirisme de quelques médecins qui, sans tenir compte de l'âge, du tempérament, de la constitution, des antécédents des malades, de leur état morbide, emploient la même médication indistinctement pour tous.

Le médecin ne doit donc pas persister dans l'emploi des bains prolongés et à haute température, si la poussée ne survient pas. Il doit alors avoir recours aux douches dont l'action est bien différente de celle des bains. En effet, pendant la durée d'un bain chaud de plusieurs heures, le calorique, qui tend à se dégager du corps du malade, s'accumule sans pouvoir se dégager au dehors, les sécrétions de la peau étant interrompues et l'eau fournissant au corps plus de calorique qu'elle ne lui en soutire, la température du bain étant plus élevée que celle du corps, il en résulte évidemment un trop plein artificiel qu'accroît encore l'absorption d'eau par la surface de la peau. Si l'on ajoute encore à ces causes d'excitation celle fournie par le soufre et les principes contenus dans l'eau minérale, on voit que l'on n'a pas seulement déterminé une excitation locale sur la peau, mais bien une excitation de tout l'organisme.

La douche, qui n'exerce son action que pendant un temps très-limité, ne donne pas lieu à la pléthore dont je viens de parler; elle produit bien une excitation générale, mais, comme on peut la graduer facilement par la température plus ou moins élevée de l'eau, et qu'on peut aussi la diminuer et la soustraire même par la transpiration immédiatement après la douche, on conçoit dès lors qu'il est facile de prévenir les accidents d'une excitation trop vive et que, si l'usage des bains prolongés à température moyenne ne suffit pas, on peut sans crainte avoir recours à la douche. Malgré cela, toutes les eaux ne sont pas aptes à déterminer les phénomènes de la poussée, et l'on ne doit considérer en thérapeutique thermale, comme la seule véritable *poussée* critique pouvant influencer d'une manière heureuse un état morbide quelconque, que la *poussée* dont les phénomènes caractéristiques se développent naturellement sans l'usage de moyens excitants particuliers

Effets physiologiques et thérapeutiques de l'eau d'Allevard dans les affections catarrhales chroniques des muqueuses pulmonaires.

ÉTUDES PATHOGÉNÉSIQUES DES SALLES D'INHALATION DE VAPEURS.

La grande richesse de l'eau d'Allevard en principes sulfureux et iodés explique facilement quelle doit être l'action de ces principes minéralisateurs sur l'économie, et l'expérience m'a démontré quels étaient leurs effets physiologiques sur les systèmes cutané et muqueux.

Les effets sympathiques qui s'exercent entre la peau et les membranes muqueuses méritent la plus sérieuse considération de la part du médecin, car ils jouent un rôle de première importance dans la production des maladies de ces membranes, comme aussi dans leur marche et dans les moyens de traitement qu'on leur applique.

Comment n'en serait-il pas ainsi, puisque les muqueuses ne sont pour ainsi dire que la continuation de l'organe cutané, réfléchi dans toutes les cavités qui viennent s'ouvrir à la surface du corps et qui les tapissent dans toute leur étendue?

Quand la partie de l'organe cutané, qui forme la face extérieure du corps, vient à cesser ses fonctions ou qu'elle se trouve seulement modifiée dans son état physiologique, sous l'influence du froid, par exemple, celle qui tapisse les cavités du corps devient sympathiquement plus active; son système capillaire sanguin passe à un état de turgescence, lequel, en se prolongeant, dégénère en une véritable inflammation. C'est ainsi que le refroidissement de la peau, la suppression des sueurs déterminent très-promptement l'inflammation des muqueuses.

De toutes les muqueuses, aucune ne se trouve plus influencée que celles des voies aériennes par les changements qui surviennent à la peau. Qui ne sait que le coryza, la pharyngite et la bronchite sont le résultat le plus ordinaire du refroidissement de l'organe cutané? Les sympathies qui donnent lieu à cette réaction de la peau, pour la production des phlegmasies des muqueuses, se retrouvent encore et agissent d'une manière analogue quand on applique à cette enveloppe extérieure du corps des substances qui peuvent modifier son action physiologique. C'est ainsi que toute irritation de l'organe cutané, déterminée par l'application d'un révulsif, tend à diminuer d'autant l'état inflammatoire des muqueuses, et particulièrement de la muqueuse pulmonaire, membrane que l'observation nous a appris correspondre plus directement avec la peau.

Comment, après cela, ne pas comprendre que l'emploi thermal des eaux sulfureuses, et, en particulier, de l'eau d'Allevard, traitement qui exerce une action si puissante sur la peau, n'ait pas une semblable action sur la muqueuse pulmonaire?

La muqueuse pulmonaire, ainsi que nous l'avons démontré, indépendamment de ce qu'elle a des sympathies plus puissantes que les autres membranes analogues avec la peau, se trouve encore influencée directement, soit par les vapeurs sulfureuses, soit par les émanations iodées que respirent les malades pendant le traitement thermal.

Les affections catarrhales des muqueuses constituent rarement des états morbides simples et sont liées souvent à des maladies constitutionnelles complexes; mais, quelle que soit leur nature rhumatismale scrofuleuse ou herpétique, le traitement sulfureux est également indiqué, seulement le mode varie. Le catarrhe rhumatismal, le catarrhe muco-albumineux et même puriforme avec boursouflement muqueux, granuleux de la scrofule, le catarrhe fluxionnaire érythémateux, se trouvent bien des eaux sulfureuses. De là l'importance très-grande pour le médecin de rechercher quelle a pu être la cause de l'affection catarrhale, quelle est sa nature. Cet examen doit être considéré comme très-utile, et j'ai eu trop souvent à m'en louer pour que, à l'arrivée de chaque malade à l'établissement, je ne manque pas de me livrer à un examen minutieux des actes antérieurs de la vie de chaque malade.

J'interroge ses anciennes habitudes, les maladies qu'il a éprouvées, le genre de travail auquel il s'est livré et les antécédents de sa famille. Il est rare que cet examen, renouvelé à plusieurs reprises, ne me mette pas sur la voie de la cause principale qui, sans cela, serait restée inconnue. Une fois la cause reconnue, et le tempérament et la constitution du malade bien étudiés, je prescris le traitement qui doit être employé.

Les affections catarrhales chroniques peuvent être liées à trois causes diathésiques principales : 1º diathèse rhumatismale scrofuleuse et herpétique, donnant lieu à une expectoration différente et caractéristique ; ainsi le catarrhe rhumatismal produit une sécrétion mucoso-séreuse qui succède à des quintes de toux sèche et qui ne devient humide qu'à la fin de la quinte. Le catarrhe, lié d'abord à la scrofule, donne lieu à une sécrétion mucoso-albumineuse et puriforme avec le boursoufflement granuleux de la muqueuse qui appartient à la scrofule et que l'on observe si bien dans les pharyngites granuleuses.

Le catarrhe dû à la diâthèse herpétique a pour caractère la fluxion sèche de la muqueuse ou quelquefois la fluxion des follicules de la muqueuse accompagnés d'une sécrétion glaireuse. Dans ces différents catarrhes pulmonaires, l'indication des eaux sulfureuses est la même, et c'est là où est leur utilité spéciale, leur véritable triomphe ; seulement le mode d'administration diffère ainsi qu'on va le voir.

« Le catarrhe pulmonaire rhumatismal, dit M. Astrée,
» pourrait être traité avec avantage dans les divers établisse-
» ments thermaux où l'on guérit le rhumatisme, quelle que
» soit la nature de l'eau ; seulement le succès sera plus certain,
» plus rapide par une eau sulfureuse, à cause de la modifi-
» cation hypercrinique toute spéciale du soufre sur la peau
» et la muqueuse bronchique. » La double action excitante et altérante de l'eau sulfureuse d'Allevard en fait, en quelque sorte, un spécifique physiologique et thérapeutique qui agit, et sur la surface cutanée et sur toute la muqueuse, non-seulement pendant le traitement thermal, mais encore longtemps après qu'on a cessé l'usage des bains, des douches, etc. Ainsi, pour combattre cette forme catarrhale, l'eau sera prise en

boisson, les bains devront être un peu chauds; les douches, les bains de vapeur, en provoquant une forte dérivation sur la peau, en déterminant des transpirations abondantes, déplaceront la fluxion, et, si à ce traitement dérivatif vient se joindre le séjour prolongé des malades dans les salles d'inhalation de vapeurs sulfureuses qui agissent directement sur les muqueuses malades, on conçoit facilement que ce traitement devra nécessairement conduire à de très-bons résultats.

Le catarrhe chronique dû à une diathèse scrofuleuse exige un autre traitement et présente encore une forme morbide contre laquelle l'eau sulfureuse d'Allevard a une action toute spéciale due à la présence de l'iode contenue dans cette eau minérale qui en fait un moyen thérapeutique altérant très-puissant. Les bains seront plus prolongés et les douches fréquentes sans être suivies de fortes transpirations. Les malades séjourneront de préférence dans la salle d'inhalation gazeuse. Dans ces cas de pharyngite granuleuse, les malades se trouvent très-bien de l'usage de douches tièdes d'abord, puis froides plus tard, dirigées directement sur la muqueuse pharyngienne. L'action de ces douches locales directes est aidée par la dérivation que produisent les douches chaudes administrées sur la nuque et autour du cou. Ce traitement ne tarde pas à faire diminuer les granulations, puis le boursouflement de la muqueuse. Pour cela, le traitement thermal exige au moins un mois de séjour pour le malade. Ces injections réussissent également très-bien chez les enfants atteints de pharyngite chronique avec hypertrophie des amygdales. Chaque année, il vient à Allevard un grand nombre de ces enfants qui, sous l'influence du traitement thermal, guérissent rapidement. Le catarrhe pulmonaire chronique, lié à la diathèse herpétique, est beaucoup plus fréquent qu'on ne le croit ordinairement. Combien de fois ai-je vu des exzemas, des psoriasis, des impeligo, même des lycher, survenir chez des malades à Allevard, alors que le traitement thermal provoquait chez eux une très-forte poussée. Interrogés par moi, ils avouaient alors avoir eu dans le temps quelque chose à la peau qui avait disparu, et c'est ainsi que, en rappelant leurs souvenirs, ils reconnaissaient que leur toux datait de la disparition de cet exantium.

En relisant les nombreuses observations que j'ai recueillies, je suis étonné de cette fréquence alternative de dartres et de catarrhes. Ces catarrhes s'accompagnent ordinairement d'une sécrétion visqueuse peu abondante, ressemblant assez bien à une solution de gomme arabique et succédant à une toux sèche, pénible, accompagnée de dyspnée assez fréquente. Dans ces cas, les follicules seuls de la muqueuse, qui prend une coloration lie de vin, sont hypertrophiés. C'est dans les fosses nasales, le pharynx, la bouche, alors que la muqueuse de ces parties est atteinte, que l'on peut voir cette coloration et cette hypertrophie qui sont pour moi, avec la sécrétion gommeuse, les vrais caractères de cette affection catarrhale. Ces faits m'ont conduit à admettre que, de même que la surface cutanée était le siége d'affections dartreuses, herpétiques, de même les muqueuses pouvaient en être aussi atteintes. D'ailleurs, ne voit-on pas souvent à la surface du corps des dartres humides ou sèches exister en même temps que ces toux sèches, ces asthmes secs, ces chaleurs sèches, ces sensations d'aridité dans la poitrine dont se plaignent alors les malades? Tous ces phénomènes n'indiquent-ils pas de la manière la plus positive qu'il peut exister des affections herpétiques sur les muqueuses bronchiques comme on les remarque sur la surface cutanée? N'est-ce pas dans ces cas où l'eau d'Allevard, si puissante contre les affections cutanées, doit être considérée comme un véritable spécifique qui agit sur la peau par les bains et sur la muqueuse pulmonaire par l'inhalation des vapeurs sulfureuses et des autres principes altérants qui sont entraînés avec ces vapeurs et qui, absorbés par la muqueuse, passent rapidement dans la circulation, après avoir exercé sur la muqueuse un véritable effet topique. Les bronchorrées, affections essentiellement chroniques, sont le plus souvent liées au rhumatisme, aux dartres.

Le catarrhe chronique n'est pas toujours lié à une diathèse; il succède quelquefois à une inflammation aiguë qui a laissé après elle une irritation de la muqueuse avec sécrétion trop abondante. Cette forme catarrhale est encore plus facile à guérir que les précédentes.

L'eau sulfureuse d'Allevard, presque identique à celle de Bonnes, a la même propriété que cette dernière prise en boisson et à petites doses. L'eau d'Allevard fait cesser les hémoptysies, tandis qu'à hautes doses elle donne lieu à des phénomènes d'hyperémie. Prise sous forme d'inhalation, elle facilite l'hypersécrétion muqueuse, l'active d'abord, puis la fait diminuer et tarir. Après que les sueurs, l'expectoration abondante, la poussée ont purgé l'économie, les muqueuses reviennent à l'état normal. Ne doit-on pas considérer comme spécifique cette petite fièvre qui arrive à Allevard après quelques jours de traitement, fièvre qui semble ramener l'affection catarrhale à un léger état aigu, qui paraît destinée à faire mûrir promptement le catarrhe et à favoriser l'expectoration? Ces phénomènes si remarquables ne sont-ils pas semblables à ceux que déterminent les Eaux-Bonnes et qu'avait si bien signalés Bordeu?

Tel est le mode d'action de l'eau sulfureuse d'Allevard dans les catarrhes et pulmonaires chroniques, soit qu'ils aient succédé à une inflammation aiguë, soit qu'ils se rattachent à une des diathèses dont nous avons parlé.

Ce traitement, que nous avons vu varier dans les diverses affections catarrhales, sera bien plus différent dans ces sortes de catarrhes accompagnés d'un état sub-aigu lié à d'anciennes inflammations des poumons, à la présence des tubercules, et qui caractérisent la phtisie à tous ses degrés.

La présence des tubercules dans les poumons tend constamment à déterminer dans le parenchyme pulmonaire qui les environne une fluxion phlegmasique toujours disposée à prendre la forme aiguë et qui entretient ces toux sèches, pénibles, indices de la présence des tubercules, et qui développe ces névroses pulmonaires si rebelles aux moyens ordinaires de la médecine. On conçoit que, dans ces cas-là, le traitement thermal ne doit plus être le même que celui des catarrhes diathésiques, que l'excitation doit être remplacée par un moyen sédatif émollient, tel que celui que fournit l'usage des salles d'inhalation de vapeurs sulfureuses, qui réunissent le double effet des émollients et des sédatifs, associés à un résolutif très-doux, qui ont pour but de calmer cette inflammation et de diminuer l'éréthisme nerveux qui l'accompagne.

La marche de ces catarrhes pulmonaires n'est pas toujours la même; elle est plus souvent irrégulière. Ils s'accroissent ou diminuent sous les moindres influences de la température. Ils s'aggravent ordinairement pendant l'hiver et le printemps, et diminuent ou disparaissent même pendant les chaleurs. La sécrétion muqueuse qu'ils fournissent varie souvent et peut amener des troubles plus ou moins graves, suivant son abondance et son ancienneté. Elle n'est souvent accompagnée d'aucune douleur; cependant, quelquefois, les malades se plaignent d'un sentiment de douleur intérieure, et lorsqu'elle existe depuis plusieurs années, elle peut épuiser les malades, troubler les digestions, faire perdre l'appétit, amener la maigreur, puis le marasme, et enfin la mort.

Ils ne produisent pas toujours ainsi des troubles fonctionnels, car ils peuvent exister en même temps avec la santé, surtout si la sécrétion est peu abondante et si la maladie est intermittente.

Chez les individus lymphatiques, scrofuleux, usés par les excès; chez les jeunes personnes chloro-anémiques, les catarrhes ne sont pas toujours simples et sont souvent accompagnés de lésions graves du parenchyme pulmonaire, ce qu'annoncent un amaigrissement lent et progressif, des douleurs dans la poitrine, des troubles fonctionnels, tels que l'étouffement, la respiration courte, la marche difficile, etc., phénomènes qui font soupçonner ces terribles complications suivant que le catarrhe a son siége sur telle ou telle muqueuse; les troubles fonctionnels qui en sont la conséquence varient ainsi que le traitement. On comprend que les catarrhes des yeux, du nez, des oreilles, de la poitrine, des intestins, de l'utérus, de la vessie, exigent des traitements différents.

L'expérience m'a démontré que plus le catarrhe était exempt de toute complication phlegmasique, plus les bons effets des eaux étaient rapides et certains. Dans les catarrhes accompagnés de toux sèche nerveuse, dans les laryngites, les laryngo-bronchites, les inspirations de vapeurs sulfureuses réussissent le plus ordinairement à Allevard.

L'asthme sec, les toux sèches sans expectorations, certaines névroses pulmonaires, la phthisie, sont rapidement soulagés par l'usage des salles d'inhalation de vapeurs.

Pour constater l'efficacité des inspirations des vapeurs sulfureuses et iodées chez les asthmatiques, il suffit de voir leur action sur le malade peu d'instants après son entrée dans les salles d'inhalation. Dès qu'il se trouve au milieu de cette atmosphère, on le voit insensiblement faire de longues inspirations; les parois de la poitrine se dilatent progressivement, et, après quelques instants, il respire à pleine poitrine; il ne tousse plus. Il semble que les poumons sont avides de cette vapeur qui en dilate et pénètre les vésicules, et le malade éprouve un bien-être indicible. Il est rare qu'après un mois de ce traitement, l'asthme ne soit pas, si non guéri, au moins très-notablement amélioré.

Les vapeurs sulfureuses, portées ainsi directement sur la surface de la muqueuse bronchique, agissent à la manière des émollients et des résolutifs. Après quelques jours de l'usage des émanations des vapeurs sulfureuses, la toux devient plus humide, une expectoration se manifeste quelquefois abondante, et amène bientôt la résolution de la phlegmasie chronique. C'est alors que la toux diminue ainsi que l'expectoration et finissent toutes les deux par disparaître en même temps.

La laryngite chronique, quelle qu'en soit la cause, est aussi favorablement modifiée par l'eau sulfureuse d'Allevard que les catarrhes bronchiques. Il en est de même des blennorrhées et de la leucorrhée vaginale si souvent liées à un vice herpétique, à la scrofule.

Quant au catarrhe utérin simple ou lié à un engorgement de l'utérus, les faits si nombreux de guérisons obtenues à Allevard y attirent chaque année un grand nombre de malades atteints de ces affections. Il en est de même du catarrhe vésical, que les injections sulfureuses modifient rapidement.

Il est encore une sorte de toux qui cède rapidement à l'action de l'eau d'Allevard et de l'inhalation de ses vapeurs : je veux parler de cette petite toux consécutive à la coqueluche chez les enfants, qui est accompagnée d'un léger éréthisme nerveux, et qui est souvent l'origine de l'asthme chez les enfants. Les faits très-nombreux que je possède m'ont démontré que, dans ces cas, l'eau d'Allevard était un véritable spécifique.

Il serait facile de multiplier les observations d'asthmes guéris à Allevard ; mais nous nous contenterons d'en rapporter deux qui indiqueront la manière dont le traitement thermal est dirigé dans cette affection.

PREMIÈRE OBSERVATION.

ASTHME SEC.

M. C...., de Saint-Vallier (Drôme), âgé de 12 ans, du tempérament sanguin, d'une constitution assez bonne, est atteint, depuis 15 mois, d'accès d'asthme revenant deux fois par mois, et caractérisés par des spasmes des muscles pectoraux, par la parole embarrassée, une toux fréquente, une agitation extrême, un état d'anxiété inexprimable et une très-grande suffocation. Divers traitements ont été essayés par le médecin du lycée de Tournon. Tous les moyens ayant échoué, M. le docteur Bonnet, de Lyon, conseille l'usage des eaux d'Allevard, où le jeune enfant arrive le 8 juillet 1853, accompagné de sa mère.

N'ayant constaté aucune lésion du cœur, je conseille le traitement suivant :

Du 9 juillet au 14, usage de deux demi-verrées d'eau sulfureuse tiède, matin et soir, coupées avec le lait. Chaque jour, un bain sulfureux de 20 minutes, à 32 degrés centigrades, précédé et suivi d'un bain de jambes de 6 minutes de durée et dans l'eau sulfureuse à 42 degrés. En sortant du bain, le malade est porté dans la salle d'aspiration de vapeurs, où il séjourne pendant trois quarts d'heure.

Pendant ces cinq jours, le malade suit son traitement sans éprouver le moindre changement à son état normal, tel qu'il existe dans l'intervalle des crises.

Du 15 au 20, la boisson est portée à la dose de deux verrées le matin et d'une le soir. Il prend ses bains d'une durée de 40 minutes, en les faisant toujours précéder et suivre de bains de pieds. En sortant du bain, il est porté dans un cabinet de douches, qu'il reçoit sur toute la surface du corps sous forme d'affusion et pendant la durée de laquelle il respire les vapeurs sulfureuses. En en sortant, il est placé dans le maillot et porté dans son lit, où une abondante transpiration se manifeste et dure pendant une heure. Dans l'après-midi, il va passer une heure dans la salle d'inhalation gazeuse.

Du 20 au 25, le traitement consiste en trois petites verrées le matin et une le soir, en bains pris comme les précédents, en douches administrées tous les deux jours et suivies de transpirations. Chaque jour où il prend la douche, il passe de une heure à deux heures dans la salle d'inhalation gazeuse, et les autres jours, en sortant du bain, il va passer deux heures dans la salle d'inhalation de vapeurs.

Le 24 au soir, le malade est pris de frissons; la fièvre arrive accompagnée de l'accès d'asthme, qui diminue au bout de 10 heures. La fièvre persiste jusqu'au 26, et il survient alors une transpiration très-abondante et une éruption miliaire sur toute la surface du corps. Cet état persiste jusqu'au 28, et à dater de ce jour toute la surface de l'épiderme s'exfolie; le 29, le malade reprend son traitement qu'il poursuit encore pendant 20 jours, en passant chaque jour trois heures dans la salle d'inhalation, dont deux heures le matin dans les vaporarium et une heure le soir dans la salle d'inhalation gazeuse.

Lors de son arrivée, la peau du jeune malade était sèche, sans perspiration. A son départ, elle a repris de la souplesse; elle est humide, et la transpiration se fait facilement. Il est donc évident que les fonctions cutanées se sont rétablies.

Au mois de mai 1854, dix mois après ce traitement, j'ai revu la mère de l'enfant. Elle m'a annoncé que son fils était complétement guéri; qu'il avait passé un très-bon hiver; que l'asthme n'avait pas reparu et que sa constitution s'était bien raffermie.

ASTHME CONSÉCUTIF A LA COQUELUCHE.

Le jeune G...., de Lyon, d'un tempérament lymphatico-sanguin, âgé de 8 ans et demi, d'une constitution délicate, a eu, en 1850, une coqueluche intense qui a duré pendant tout l'hiver de 1850 à 1851. Au printemps, les accès de toux de la coqueluche sont devenus de plus en plus rares et semblaient avoir à peu près disparu, lorsqu'il survint, au mois de mai, des accès d'asthme intermittent, revenant tous les 8 à 10 jours. L'enfant, qui avait repris un peu de forces depuis la fin de la coqueluche, recommença bientôt à maigrir, à perdre l'appétit. Son visage pâlit et il fut évident que l'hématose se faisait mal. Divers moyens furent employés par M. le docteur Bonnet jusqu'au 10 juillet, époque à laquelle, voyant que la maladie tendait à s'aggraver, que la santé du petit malade s'affaiblissait, prescrivit l'usage des eaux d'Allevard. Le 20 juillet, l'enfant arriva à Allevard, et après avoir constaté qu'il existait une petite toux sèche; que la respiration faisait entendre quelques-uns des bruits de l'asthme qui ne disparaissait pas complétement dans l'intervalle des accès; qu'il n'y avait aucun des caractères pouvant annoncer l'existence de tubercules, je conseillai le traitement suivant :

Boissons à petites doses coupées avec du lait de chèvre ; demi-bains peu chauds, de 20 minutes, précédés et suivis de bains de pieds à 40 degrés, de 8 minutes; quelques douches générales à 40 degrés, suivies de transpirations modérées, et tous les jours, séjour, depuis une demi-heure jusqu'à trois heures, dans la salle d'inhalation de vapeurs.

Au bout de 5 jours, il y eut une crise semblable aux précédentes; 7 jours après, il en survint une autre moins forte et suivie d'une expectoration muqueuse très-abondante. Depuis lors, toutes les crises cessèrent et n'ont plus reparu. Le petit malade a retrouvé une bonne santé. Son traitement a été de 34 jours.

Études pathogénésiques sur la salle d'aspiration gazeuse et de ses effets physiologiques dans les affections chroniques de la poitrine.

Les observations recueillies par les médecins inspecteurs des eaux sulfureuses ont démontré que l'effet physiologique de l'inhalation du gaz sulfhydrique était une action sédative marquée, lorsque cette inhalation était peu prolongée. Suivant M. Trousseau, « il est certain que le système nerveux et le
» sang sont particulièrement influencés par ce gaz qui a une
» vertu stupéfiante très-manifeste. D'après cela, on conçoit
» qu'il diminue l'excitation fluxionnaire du poumon dans
» les catarrhes chroniques et dans les phthisies commen-
» çantes, et par là s'expliquent les heureux effets des eaux
» sulfureuses dans les maladies dont nous venons de parler. »

On conçoit donc que les toux sèches, les névroses pulmonaires, les phthisies, l'asthme, se trouvent très-bien de ce traitement. Aussi les malades retirent-ils de leur séjour dans cette salle un bien-être incontestable. Les malades ne sont pas obligés de se déshabiller avant d'y entrer, comme ils le font en pénétrant dans les salles de vapeurs. Ils peuvent s'y livrer à la lecture et les dames y broder, y faire la conversation. Enfin cette salle, dont la température est analogue à celle de l'air extérieur et ne renferme pas de vapeurs, permettant aux malades d'y entrer à toute heure du jour avec toute espèce de toilette, possède deux conditions très-importantes aux eaux : l'utile et l'agréable.

Je crois donc devoir donner ici le résultat des expériences faites par un habile praticien, M. le docteur Clerc, sur lui-même, atteint d'une bronchite chronique avec dyspnée et d'une lésion organique du cœur liée à un rhumatisme ancien, et par le docteur Marcon, atteint de phthisie au 1er degré.

DEUXIÈME OBSERVATION.

M. le docteur Clerc, chevalier de la Légion-d'Honneur, âgé de 54 ans, d'un tempérament sanguin, d'une constitution délicate, atteint d'une bronchite chronique avec dyspnée, compliquée d'une affection organique du cœur et de douleurs rhumatismales, a expérimenté ainsi sur lui-même l'action de cette salle d'aspiration.

« Le 20 juin 1853, pendant les cinq premières minutes de séjour dans la salle d'aspiration, légère chaleur dans le larynx, un peu d'amertume dans la bouche. Les cinq minutes suivantes, pesanteur de tête, envie de tousser. Quelques minutes passées au grand air suffisent pour faire disparaître ces phénomènes.

» Le 21 juin, mêmes séries d'expériences, mêmes résultats. Les 22 et 23, séjour de 25 minutes dans la salle d'aspiration, résultat identique à celui des 20 et 21, moins la céphalalgie. La toux est calmée, sensation d'une douce et agréable chaleur dans la poitrine. Pendant la nuit, il survient un peu de toux et quelques stries de sang dans les crachats. Pour faire disparaître l'irritation produite par ce traitement, le malade fait, pendant la journée, quelques aspirations de vapeurs sulfureuses tièdes.

» Les 24 et 25, séjour de 15 minutes dans la salle, mêmes résultats que les jours précédents : la toux habituelle du malade diminue sensiblement ; les crachats ne contiennent plus de sang; ils sont légèrement colorés en gris, présentent une réaction alcaline et contiennent du sulfure de sodium. Les 26 et 27, mêmes résultats; aspirations pendant le jour de vapeurs tièdes.

» Les 28, 29 et 30, toujours les mêmes effets; le malade se trouve notablement soulagé.

» Du 1er au 30 juillet, le malade continue ce traitement, et sa toux et sa dyspnée ont presque disparu. Ce traitement a calmé également les pulsations du cœur.

» De ces faits bien observés et qui toujours ont été similaires, dit le docteur Clerc, je conclus : 1° que l'aspiration à la température extérieure, par conséquent presque froide, du gaz sulfhydrique et de l'iode, tels qu'ils se dégagent de la source d'Allevard, est sédative sur la circulation, sur le système des voies aériennes; 2° que cette aspiration, alternée avec celle de l'eau minérale vaporisée, en tempère l'énergie.

» Je pense, dit l'observateur, que, pour obtenir tout ce que la thérapeutique a justement droit d'attendre de l'aspiration du gaz sulfhydrique et de l'iode dans les affections chroniques des voies respiratoires, même dans la phthisie au 2e degré, on doit associer à ces principes, dans la journée, l'inhalation des vapeurs sulfureuses tièdes des vaporarium. »

TROISIÈME OBSERVATION

RECUEILLIE SUR LUI-MÊME PAR LE DOCTEUR.

CATARRHE BRONCHIQUE CHRONIQUE.

M. Marcon, docteur en médecine, d'un tempérament lymphathique, d'une constitution délicate, âgé de 36 ans, a eu une fièvre catarrhale. La toux a continué et n'a fait qu'augmenter pendant l'hiver, s'accompagnant d'une expectoration abondante et épaisse. Il a maigri et a perdu un peu de ses forces.

Au mois de juillet 1852, il est arrivé à Allevard et y a suivi un traitement complet, pendant lequel il a fait usage de la salle d'inhalation gazeuse froide, conjointement aux autres moyens balnéaires. Il m'a laissé ses observations que je transcris ici :

« Le 12 juillet, pendant les dix premières minutes de séjour dans la salle d'aspiration, amertume de la bouche, légère sensation styptique au pharynx, chaleur douce dans l'intérieur de la poitrine, légère envie de tousser, pesanteur de tête, phénomènes qui disparaissent peu à peu.

» Le 13, nouveau séjour d'une demi-heure; mêmes phénomènes que la veille; expectoration abondante avec odeur de sulfure de potasse.

» Le 14, séjour de trois quarts d'heure; pas de douleurs de tête; amertume de la bouche; sentiment de légère chaleur dans la poitrine, expectoration abondante avec odeur de soufre; crachats alcalins; présence du soufre dans les crachats.

» Les 15 et 16, séjour d'une heure; mêmes phénomènes; expectoration très-abondante; toux un peu sèche.

» Les 17 et 18, même durée de séjour dans la salle d'inhalation; gêne légère dans la respiration; sensation de chaleur interne; constriction à la gorge; peu d'expectoration et moins épaisse.

» Les 19 et 20, repos de tout traitement; fièvre légère; apparition de la poussée sous forme d'urticaire.

» Les 21 et 22, moins de fièvre; l'éruption est développée; séjour d'une demi-heure seulement dans la salle gazeuse.

» Les 23 et 24, le traitement thermal recommence; l'expectoration est revenue, mais moins épaisse; moins de gêne dans la respiration; plus de fièvre.

» Les 25 et 26, inhalation de trois quarts d'heure, par séance de dix minutes; moins de toux, moins d'expectoration; le sommeil est revenu ainsi que l'appétit.

» Les 27, 28 et 29, mêmes phénomènes.

» A dater du 30 jusqu'au 16 août, jour de départ du malade, la toux va en diminuant, l'expectoration diminue et est redevenue acide; il se trouve beaucoup mieux.

» De cette observation, dit le docteur Marcon, je conclus que l'action du gaz sulfhydrique respiré consiste à déterminer d'abord un léger embarras du cerveau qui disparaît très-vite et, après quelques jours, ne revient plus; que l'inhalation de ce gaz produit un effet sédatif marqué sur les muqueuses pulmonaires, une légère sensation de chaleur dans la poitrine, qui détermine une excitation douce qui a pour effet de modifier l'état de la phlogose chronique des muqueuses et, par conséquent, les sécrétions qu'elles fournissent, et enfin de la guérir. »

QUATRIÈME OBSERVATION.

Mme D***, de Lyon, âgée de 26 ans, d'un tempérament lymphatique, d'une constitution délicate, assez bien réglée, arrive à Allevard, le 28 juillet 1853. Amaigrissement, toux sèche, fréquente, dyspnée, essoufflement à la marche; la percussion fait entendre un son mat à la région sous-claviculaire droite et s'étendant à la région de l'omoplate; partout ailleurs le son est normal; l'auscultation fait entendre un affaiblissement marqué du bruit respiratoire, inspiration faible, bruit respiratoire rude, expiration prolongée, soufflante. Il est évident que ces symptômes indiquent la présence des tubercules en ce point. Il y a six mois, le malade a eu une hémoptysie légère. La maladie date de seize mois.

Le traitement consiste en deux demi-verrées coupées avec du lait. Elle prend des demi-bains et des bains de jambes. Le 30 juillet, elle commence à passer une demi-heure dans la salle d'aspiration gazeuse; elle y respire facilement; léger mal de tête; sensation légère d'amertume dans la bouche.

Les 31 juillet et 1er août, elle y passe trois quarts d'heure, par séance de dix minutes; elle n'éprouve qu'un léger embarras dans le cerveau; pas de chaleur dans la poitrine; respiration facile.

Les 2, 3 et 4, même séjour, mêmes phénomènes.

Les 5 et 6, elle veut augmenter la durée de son séjour dans la salle; malgré mon avis contraire, elle persiste dans son idée; le soir, elle me raconte qu'elle éprouve une chaleur assez vive dans la poitrine, que la toux est plus forte et toujours sèche; d'ailleurs pas de symptômes d'hémoptysie. Je prescris le repos pour les 7 et 8.

Les 7 et 8, repos; les symptômes de la veille disparaissent.

Les 9 et 10, séjour de trois quarts d'heure, en trois séances espacées, dans le cours de la journée. Loin d'en être fatiguée, elle en éprouve du soulagement. A dater de ce moment, je fais continuer ainsi le traitement et, après un mois de séjour à l'établissement, la malade se sent plus forte; elle est moins maigre, moins essoufflée; la toux a diminué et est accompagnée d'une sécrétion muqueuse. J'ai revu cette malade en 1854; elle a fait une saison nouvelle à Allevard, et l'auscultation m'a permis de constater, sinon la guérison radicale, au moins une amélioration si marquée que la malade peut espérer guérir.

Tous les faits, que j'ai obtenus à Allevard, d'amélioration et de guérison, d'affections catarrhales graves et de phthisie guéries ou curagées, m'ont conduit à démontrer que l'on peut se poser la question suivante et même la résoudre :

La phthisie peut-elle être guérie par les eaux sulfureuses, et en particulier par l'eau sulfureuse et iodée d'Allevard, au moyen de ses salles d'inhalation ?

Existe-t-il parmi les médecins qui, dans leur carrière médicale, ont assisté aux longues agonies des phthisiques, qui ont toujours vu leurs souffrances se terminer par la mort, et qui, par l'autopsie, ont constaté les énormes désordres causés par cette terrible maladie; en existe-t-il un seul qui n'ait pas été frappé de découragement? Ne semble-t-il pas qu'il soit impossible de remédier à ces vastes désordres; à ces indurations étendues, où toute organisation normale paraît avoir disparu; à ces infiltrations séreuses et purulentes; à cette transformation du tissu pulmonaire en une masse concrète grisâtre, où le scalpel, le microscope, ne démontrent ni vaisseaux, ni filets nerveux; à ces cavernes parfois si vastes et si nombreuses, dans lesquelles s'amasse et se putréfie un liquide purulent ou puriforme?

Les lésions si remarquables du foie des phthisiques que l'anatomie pathologique nous a démontrées, la présence des tubercules dans les divers organes, la fièvre hectique, la cachexie tuberculeuse, qui compliquent encore l'état de ces malades; tous ces désordres ne semblent-ils pas encore augmenter cette impossibilité curative?

Cependant, il était réservé à l'illustre inventeur de l'auscultation, à Laennec, de démontrer le premier que la phthisie et les désordres qui l'accompagnent pouvaient, dans quelques cas, être guéris.

Ce savant observateur a clairement démontré que les tubercules ramollis peuvent être éliminés, que la cavité, résultat de cette évacuation, pouvait être tapissée par une sorte de membrane muqueuse, ou bien que cette cavité pouvait se cicatriser, et qu'enfin ces concrétions tuberculeuses pouvaient, dans certains cas, se pénétrer de phosphate ou carbonate calcaire et se changer ainsi en concrétions inertes pouvant séjourner impunément dans le poumon.

Depuis lors, des faits nombreux ont été recueillis, et les belles recherches de MM. Andral et Grisolle sont venues démontrer la vérité que Laennec avait annoncée le premier.

L'observation permet donc d'admettre comme possible la guérison de productions tuberculeuses dans les poumons. D'ailleurs, combien de praticiens ont vu les symptômes les plus évidents de la phthisie se déclarer, se développer pendant des mois et des années, reparaître ensuite après un temps plus ou moins long, et suivre une marche prompte et funeste. N'est-il pas évident que, dans ces cas-là, certaines masses tuberculeuses pulmonaires se sont guéries de la même manière que l'on voit les ganglions cervicaux, pénétrés de tubercules, se ramollir, se transformer en abcès, et la cavité qui en est la conséquence se cicatriser? D'ailleurs, les tubercules des os ne sont-ils pas susceptibles de se guérir? Et pourquoi n'en serait-il pas de même des tubercules pulmonaires?

Un grand nombre d'autopsies faites à la Salpêtrière ont démontré de la manière la plus évidente que, chez un certain nombre de vieillards, les tubercules isolés dans les poumons sont, plus fréquemment qu'on ne le pense, susceptibles de se terminer par des cicatrices et par des indurations crétacées.

Les faits qui ont été bien observés ont appris que, si la phthisie pouvait être guérie, cette guérison ne devait être espérée que dans les cas où les tubercules sont en petit nombre, disséminés et isolés, où un seul des poumons est atteint, où le foie n'est pas malade, où la rate et les intestins ne sont pas atteints d'ulcérations tuberculeuses.

De même que l'eau d'Allevard réussit dans les diathèses scrofuleuses, dartreuses et rhumatismales, de même elle produit de bons effets dans la diathèse tuberculeuse, affection essentiellement héréditaire, caractérisée par la formation et l'évolution d'un produit spécial non organisé, le tubercule, qui se développe le plus ordinairement dans le poumon sous les formes miliaires, de tubercule cru, ramolli ou enkysté. Il s'accompagne, chez les individus qui en sont atteints, d'un état cachectique caractéristique, et dispose les parties qui l'avoisinent à la congestion, à l'inflammation. Dans sa marche, il se ramollit et se fond en suppuration ; d'abord le centre du tubercule prend une apparence caséeuse demi-liquide, puis se transforme en un liquide puriforme. Dans son ramollissement, les parties voisines du parenchyme pulmonaire tombent aussi en suppuration.

La diathèse tuberculeuse se rattache à la scrofule, et tout porte à penser qu'elle en dérive. Elle se divise en deux formes : l'une générale et l'autre locale. Dans la première, les tubercules sont disséminés dans tous les organes. Elle est alors accompagnée d'une cachexie générale qui détermine rapidement la mort. Dans la forme locale, un seul organe paraît atteint, et s'il est peu essentiel, les accidents sont moins graves.

La marche des tubercules est lente en général, et l'on voit beaucoup de phthisiques vivre ainsi pendant plusieurs années.

Quelquefois sa marche est très-rapide et la maladie revêt une forme aiguë, pendant laquelle des bronchistes, des pneumonies partielles entretiennent un état congestif, fluxionnaire phlegmasique autour des tubercules, hâtent leur évolution et par conséquent leur ramollissement et leur fonte purulente. Dans la phthisie, ce n'est pas le tubercule qui détermine la mort, ce sont les accidents qu'il provoque, les hémoptysies répétées, la fièvre hectique, etc.

La présence du tubercule dans le poumon produit les mêmes phénomènes qu'un corps étranger ; il tend à conges tionner les parties voisines, et si l'on parvient à prévenir cette congestion, la phlegmasie locale, la fluxion, il peut rester stationnaire, s'enkyster ou se transformer en un produit crétacé.

Il est donc évident que les eaux sulfureuses, qui conviennent si bien pour détruire les fluxions, les congestions, les phlegmasies chroniques, trouvent ici une juste application. L'on ne peut nier que des phthisiques aient été guéris aux Eaux-Bonnes et il en est de même pour Allevard.

Depuis quelques années, beaucoup de phthisiques sont venus à Allevard et y ont suivi le traitement thermal. Les faits que j'ai recueillis m'ont appris que le succès arrivait souvent chez les sujets lymphatiques atteints de tubercules, bien qu'ils fussent accompagnés de fluxions catarrhales abondantes, de diarrhées, de sueurs et même de fièvre hectique. Dans quelques-uns de ces cas, qui semblaient désespérés, le traitement sulfureux faisait disparaître les fluxions, les sueurs, et même la fièvre hectique. L'excitation douce produite par le traitement thermal, l'effet émollient, sédatif de l'inhalation des vapeurs sulfureuses, l'action altérante déterminée par le soufre, l'iode et les autres principes contenus dans l'eau minérale, relèvent les forces déprimées, calment l'éréthisme nerveux pulmonaire, modifient l'organisme, rendent à la peau ses fonctions perverties, l'affranchissent de toute impressionnabilité fâcheuse aux changements de température. Ce traitement amène la résolution de l'engorgement des parties de l'organe qui entourent le tubercule, et en prévient la fonte qui sans cela aurait lieu en même temps que celle du tubercule. Il ne reste plus alors dans le poumon que des tubercules disséminés ou des excavations qui finissent par se cicatriser. Tant que de nouvelles congestions, de nouvelles phlegmasies ne surviennent pas, le tubercule reste stationnaire ou se transforme en matière crétacée ; mais si de nouvelles fluxions arrivent, de nouveaux symptômes fâcheux se déclarent bien vite.

Tels sont les phénomènes que détermine le traitement thermal par l'eau d'Allevard chez les phthisiques. Mais on ne doit pas perdre de vue qu'il ne faut pas attendre que les malades soient dans le marasme, dans un état d'épuisement, car alors, loin d'être utile, le traitement devient nuisible et abrége les jours du malade.

Chez les malades à tempéraments sanguins ou nerveux, le traitement doit différer essentiellement de celui des sujets lymphatiques. Dans ces cas-là, il faut se tenir en garde contre les hémorragies ; le traitement doit être très-doux, si l'on ne veut aider à la fluxion hémorragique. Il doit être plutôt dérivatif, et l'on doit principalement agir par les inspirations de vapeurs qui calment la toux sèche, l'irritation, si fréquentes chez ces malades. L'eau prise en boisson doit être administrée à de très-petites doses. Les inhalations du gaz sulfhydrique déterminent alors une action sédative et hyposthénisante des fonctions pulmonaires. Pendant le traitement thermal de la phthisie, il faut se méfier et se garder de toute excitation qui peut activer l'inflammation désorganisatrice. Il faut se méfier du mieux qu'éprouvent les phthisiques au début de leur traitement, de l'augmentation de leurs forces. Ces résultats ne sont souvent que factices et sont dus à l'excitation minérale contre laquelle il faut se tenir en garde. C'est surtout dans le premier degré de la phthisie qu'on peut croire aux bons effets des eaux. Les malades y arrivent toussant depuis un temps plus ou moins long ; le plus souvent, ayant eu des hémoptysies, facilement essoufflés, amaigris, ayant quelquefois un peu de fièvre. A la percussion de la poitrine, matité sous-claviculaire plus ou moins étendue ; à l'auscultation, respiration tantôt faible, tantôt rude, tantôt se décomposant en deux bruits ; inspiration faible et expiration soufflante ; retentissement de la voix, divers bruits humides et de craquement. Voilà les principaux signes du passage du 1er degré de phthisie au 2e. En général, dans ces cas, après quelques jours de l'emploi de ces eaux, la toux augmente un peu, puis peu à peu elle diminue et cesse quelquefois complétement au bout d'un temps plus ou moins long, suivant l'intensité des phénomènes morbides. Dans ces cas heureux, les malades prennent de l'embonpoint, leur fièvre cesse ; ils respirent plus librement ; on trouve moins de matité à la percussion de la poitrine et l'auscultation fait entendre une respiration plus égale, moins rude, sans mélange de bruits anormaux.

Doit-on, dans ces cas, croire à l'absorption des tubercules ? Mais il faut admettre qu'ils ont suivi une marche rétrograde ; que l'état fluxionnaire, sub-inflammatoire des parties des poumons, au milieu desquels ils sont emprisonnés, a cessé !

C'est dans ce 1er degré de la phthisie que les aspirations de vapeurs sulfureuses et iodées conviennent essentiellement, et c'est là le triomphe des salles d'inhalation. Ces émanations sulfureuses et iodées pénètrent sans effort dans toutes les vésicules pulmonaires et, en pénétrant dans les replis les plus intimes des organes pulmonaires, y déposent leurs principes minéralisateurs qui modifient d'une manière si remarquable le tissu des poumons, sans produire cette excitation générale qui amène avec elle une réaction fébrile dont l'effet, se faisant sentir trop vivement sur les poumons malades, pourrait augmenter la phlogose et déterminer des accidents très-graves; car, dans le traitement de la phthisie, on n'a pas pour but de faire résoudre les tubercules, mais d'en arrêter les évolutions et de restituer les conditions normales au tissu pulmonaire qui les environne.

On conçoit, dès lors, que toutes les eaux sulfureuses ne conviennent pas pour combattre la phthisie, que les eaux sulfureuses alcalines sont trop excitantes, et que celles qui conviennent le mieux sont les eaux rendues sulfureuses par l'acide sulfhydrique et contenant beaucoup de barigène et de petites quantités de sels de chaux, telles que les Eaux-Bonnes, d'Allevard, de la Rallière, du Vernet, qui contiennent de l'acide sulfhydrique et de l'iode. Mais avant tout, si l'on veut que les eaux réussissent, c'est à condition de ne pas y envoyer des malades incurables, des phthisiques dans un état de consomption. Les observations de guérisons de phthisie par les eaux sulfureuses sont nombreuses, et M. Daralde en possède de nombreux exemples. J'en possède également plusieurs observations recueillies depuis la création des salles d'inhalation à l'établissement d'Allevard; car il est pour moi au-dessus de toute contestation que l'obscurité du son, la matité, la résistance au doigt, la respiration et la voix bronchique diminuent fréquemment et se dissipent souvent sous l'influence de ces vapeurs. La diminution de l'espace induré a été quelquefois telle, en vingt jours, que la ligne circonscrite des tubercules se rapprochait du centre de l'espace malade dans l'étendue de plus d'un centimètre. Pendant le reste du traitement, le décroissement devient de plus en plus sensible. Quand la phthisie est arrivée au 2e degré et au 3e, que les symptômes caractérisés par la toux, des crachats purulents, de la fièvre hectique, de l'amaigrissement assez prolongé, des évacuations alvines, liquides et abondantes, des sueurs nocturnes; que de l'hémoptysie dénotent la gravité de la maladie, on peut encore espérer de soulager et même guérir les malades, malgré qu'ils présentent de la matité à la partie supérieure des poumons, soit en avant, soit en arrière. J'ai observé quelquefois, bien que ces parties donnassent une résistance marquée, une dureté très-appréciable qu'elles présentaient au niveau des points où l'on rencontre la matité et la résistance, une respiration dure, tubaire, une voix retentissante avec plus ou moins de force, que de vastes cavernes étaient souvent rendues évidentes par les ronchus très-larges, par la respiration caverneuse et par la netteté dans l'articulation des sons vocaux; quoique les malades expectorassent des crachats épais, opaques, purulents, arrondis ou déchiquetés, et dont l'abondance correspondait au nombre et à l'étendue des désordres que les autres moyens de diagnostic faisaient constater, le soulagement et la guérison pouvaient être obtenus. Mais si, dans ces cas, les guérisons sont rares, du moins parvient-on assez souvent à arrêter les progrès de la maladie, à l'enrayer, à retarder la fin des malades, et, comme l'a si bien dit M. Louis, l'on ne doit pas demander l'impossible, pas plus aux eaux qu'aux personnes.

Les observations suivantes, décrites avec soin, peuvent seules détruire les doutes.

CINQUIÈME OBSERVATION.

PHTHISIE AU PREMIER DEGRÉ.

M...., de la Verpillière, âgé de 23 ans, sans profession, d'un tempérament lymphatico-sanguin, d'une assez bonne constitution, m'est adressé par M. le docteur Viricel, de Lyon. Depuis l'âge de 17 ans, ce jeune homme, passionné pour la chasse, s'est livré à cet exercice avec une véritable fureur. Souvent, après avoir chassé pendant une partie de la journée dans les plaines brûlantes du Dauphiné, inondé de sueur, il entrait dans des marais où il continuait sa chasse. Il y contracta de nombreux rhumes, qu'il ne soigna jamais. Peu à peu, sa toux devint plus fréquente, sa respiration plus gênée, et, pendant l'hiver de 1849, il commença à maigrir. Au mois d'avril, il se rendit à Lyon, et M. le docteur Viricel lui conseilla un traitement et l'usage des eaux d'Allevard au mois de juin.

À son arrivée à Allevard, le 2 juillet, je constatai l'état suivant :

Léger amaigrissement, toux sèche et assez fréquente ; dyspnée et essoufflement, lorsqu'il marche vite ou qu'il monte. L'auscultation et la percussion ne dénotent rien au poumon droit. Il n'en est pas de même pour le gauche : à la percussion, la région sous-claviculaire laisse entendre un son mat assez prononcé. Il en est de même en arrière, à la région de l'omoplate correspondante. Dans le reste du poumon, le son est normal. L'auscultation de la région claviculaire et de l'omoplate démontre un affaiblissement marqué du bruit respiratoire qui est rude, se décomposant en deux bruits ; l'inspiration est faible, et l'expiration soufflante et prolongée. On entend encore du râle sous-crépitant qui me paraît démontrer la présence d'une bronchite locale tuberculeuse. Le reste de l'organe est sain.

Je diagnostique la présence de tubercules au premier degré, accompagnés d'une bronchite chronique locale. Le malade n'a qu'une légère expectoration qui ne dénote rien de remarquable.

Je prescris le traitement suivant :

Boire deux demi-verrées par jour coupées avec le sirop de gomme; bains à 34 degrés, de vingt minutes; aspirations dans le vaporarium d'une demi-heure, matin et soir; tous les quatre jours, on augmentera la quantité d'eau d'une demi-verrée, jusqu'à ce que la dose soit de trois verrées.

Dès le sixième jour du traitement, je conseille au malade l'usage de la salle d'inhalation gazeuse, où il fait par jour et par intervalles quatre séances de 10 minutes.

Il en éprouve un grand bien-être. Sa toux devient moins forte, moins pénible. Il respire plus facilement. Dès le dix-septième jour, il éprouve une amélioration sensible qui fait chaque jour des progrès. Il est moins essoufflé et marche plus facilement.

Le trentième, le malade étant ausculté de nouveau, je reconnais que l'amélioration continue. Le traitement est poursuivi jusqu'au 10 août. A son départ, je constate que la matité a presque totalement disparu; que le bruit respiratoire est plus franc, plus étendu, et que les râles n'existent plus.

Ce malade est revenu l'année suivante; il a séjourné à Allevard pendant cinq semaines, et, depuis lors, il est complétement guéri.

SIXIÈME OBSERVATION.

PHTHISIE AU DEUXIÈME DEGRÉ.

M. L..., de Loriol (département de la Drôme), âgé de 32 ans, d'un tempérament lymphatico-sanguin, d'une constitution délicate, a contracté, en 1849, une toux assez intense, ne reparaissant que pendant l'hiver et cessant en été. Chez ce malade, la toux s'est déclarée après une partie de pêche, où il resta mouillé pendant plusieurs heures. Personne dans sa famille n'est mort de maladies de poitrine. Il exerce une profession peu pénible, celle de cafetier. Pour combattre sa toux, il n'a fait usage que de tisanes émollientes.

A son arrivée, le 12 juillet 1850, je constate l'état suivant:

Amaigrissement assez prononcé; toux fréquente; expectoration assez abondante, muqueuse contenant quelques traces légères de pus. Il a eu plusieurs hémoptysies qui ont été caractérisées par des stries sanguines disséminées dans les crachats. Il est essoufflé très-facilement. La percussion dénote à la région latérale droite, près du mamelon du sein, une surface de 6 centimètres de diamètre, où la matité est assez sensible. Il éprouve parfois un peu de douleur en ce point.

L'auscultation de cette région laisse entendre du râle sous-crépitant, s'étendant jusque vers la clavicule. Ce râle est dû à la présence de petites excavations pulmonaires, dans lesquelles la matière tuberculeuse ramollie est agitée par l'air. Il y a un léger ronchus. Dans l'expiration, on entend une suite de petits craquements peu nombreux et secs. Le bruit respiratoire est faible; l'expiration est prolongée. Je conclus, de l'ensemble de ces caractères, qu'il existe des tubercules crus, quelques tubercules ramollis et une bronchite locale au côté droit de la poitrine.

Le malade est soumis à l'usage de deux demi-verrées d'eau sulfureuse coupée avec du lait. Je lui prescris de passer demi-heure, matin et soir, dans le vaporarium pour y respirer les vapeurs gazeuses et iodées à 32 degrés. Ce traitement est suivi pendant deux jours, après lesquels la quantité de boisson est augmentée d'une demi-verrée. Au dixième jour, le malade prend deux verrées d'eau et passe une heure le matin et autant le soir dans le vaporarium ; il prend une douche à 45 degrés sur les extrémités inférieures. Le douzième jour, l'auscultation et la percussion ne dénotent aucun changement dans l'état du malade; mais, au vingtième, je constate une amélioration assez sensible : la respiration est moins gênée, le bruit respiratoire est plus fort et les craquements ont diminué; l'expectoration est moins abondante, plus facile, et il y a moins de toux. Au vingt-troisième jour, il survient une éruption aux jambes et aux bras, avec vives démangeaisons, mais sans troubles de la circulation et sans excitation bien marquée.

Le trentième jour, j'ausculte avec soin le malade, et je trouve que l'étendue de la matité a diminué d'un tiers; qu'elle est moins prononcée; les râles se sont affaiblis et il n'y a plus de ronchus; le bruit respiratoire est plus prononcé et l'expiration moins longue. Le malade reprend un peu de tissus ; il a plus de force, et, lorsqu'il marche, il est moins essoufflé. Je lui prescris alors de continuer l'usage du vaporarium pendant une heure, dans la matinée, et de passer une demi-heure, dans l'après-midi, dans la salle d'aspiration gazeuse froide, par intervalles de dix minutes. Il poursuit son traitement ainsi modifié pendant quinze jours, après lesquels il quitte l'établissement dans un état d'amélioration remarquable. L'hiver et le printemps suivant se sont passés sans que le malade ait été plus fatigué, si ce n'est qu'au mois de mars il a encore craché du sang. Sa toux a un peu reparu, mais sans intensité. Il est revenu à Allevard le 17 juillet, et, à son arrivée, je constate que la matité est d'un tiers moins étendue que l'année précédente ; il n'y a pas de ronchus, seulement il existe un peu de râle sous-crépitant, pas de craquements ; il marche sans être oppressé ; il n'y a pas de traces de pus dans les crachats, qui sont peu abondants et simplement formés de mucus épais. Il fait un séjour de trente-six jours à l'établissement, en continuant l'usage de l'eau en boisson, des douches sur les extrémités et des salles d'aspiration chaudes et froides. A son départ, je constate qu'il existe toujours un point du poumon, d'une étendue d'un œuf de pigeon, où il y a de la matité. Il est revenu en 1852 et a fait une nouvelle saison thermale. Depuis, il continue à se bien porter ; il a repris son embonpoint, il n'est plus essoufflé, il ne crache plus et n'a plus de toux ; mais il conserve de la matité au point indiqué.

SEPTIÈME OBSERVATION.

PHTHISIE AU TROISIÈME DEGRÉ.

Mme R***, de Dijon, d'un tempérament lymphatique, d'une constitution délicate, âgée de 27 ans, a été toujours mal réglée. Son enfance a été pénible, quoiqu'elle n'ait cependant pas eu de maladies graves. En 1850, à la suite d'une promenade à la campagne, au mois d'octobre, elle a pris un rhume qui a duré trois mois. Lorsque la toux fut passée, il resta à cette dame une douleur assez vive à la gorge, accompagnée de cuisson et de picotements désagréables. Au printemps, cette douleur s'étendit plus bas dans la poitrine, et, au mois de mai, elle commença à tousser ; malgré tous les soins dont elle s'entoura et les traitements qu'elle suivit, la toux n'en continua pas moins, et elle fut prise de crachements de sang, qui reparurent à plusieurs reprises pendant l'été. Pendant l'automne, la toux augmenta ; l'expectoration devint plus abondante, et elle commença à être essoufflée en marchant et à maigrir. On lui appliqua divers emplâtres stibiés sur la poitrine, sans résultats. À la fin du printemps suivant, elle alla consulter, à Paris, M. Chomel, qui lui conseilla l'usage des eaux d'Allevard, où elle se rendit le 27 juin 1851. A son arrivée, je constatai l'état suivant :

Amaigrissement du corps ; dyspnée fréquente, lorsqu'elle monte ou marche ; fièvre revenant tous les jours, dans l'après-midi ; langue rouge ; toux fréquente ; crachats abondants et purulents ; sueurs le matin et dans la nuit ; peu d'appétit.

A la percussion, la poitrine conserve le son clair qui existe à l'état normal ; seulement, à la région sous-claviculaire, la sonorité est un peu plus grande, phénomène que les symptômes suivants me font reconnaître devoir être attribué à la fonte d'un tubercule volumineux ou de plusieurs tubercules agglomérés, donnant lieu à une cavité dans laquelle l'air pénètre librement.

L'auscultation me démontre, dans cette région, que la respiration caverneuse y est très-appréciable ; qu'il y existe du râle crépitant et du ronchus caverneux. En faisant parler la malade, il est facile de constater la pectoriloquie. En arrière de l'omoplate, dans la fosse sous-épineuse, l'expiration est prolongée et le bruit respiratoire est affaibli.

Ces phénomènes me dénotent qu'il existe une caverne assez étendue, au sommet du poumon gauche, et qu'il existe aussi des tubercules en arrière. L'examen du pharynx laisse présumer que l'inflammation s'étend au larynx et aux bronches.

Je conseillai à la malade deux quarts de verrée, et des aspirations de demi-heure dans le vaporarium, matin et soir.

Ce traitement fut suivi pendant 12 jours et, dès le neuvième, la fièvre se calma ; elle passe alors une heure dans le vaporarium et deux heures dans le jour dans la salle gazeuse.

Au vingtième jour, l'expectoration semble avoir diminué, et les crachats sont moins purulents ; la pectoriloquie est moins étendue ; la respiration caverneuse a un peu diminué ; il en est de même du râle crépitant. La malade est moins essoufflée en se promenant, sa toux moins fréquente ; le bruit respiratoire plus fort et moins rude.

Après un traitement de 35 jours, elle quitte l'établissement, notablement soulagée ; c'est-à-dire que la fièvre, la diarrhée ont cessé, qu'elle tousse et crache moins.

Elle alla passer l'hiver suivant en Italie ; et, pendant cette saison et celle du printemps, elle n'eut point d'hémoptysie, et sa toux n'augmenta pas sensiblement.

Elle revint à Allevard le 20 juin suivant. La percussion et l'auscultation me prouvent qu'il existe encore une caverne au sommet du poumon ; que la pectoriloquie a persisté et qu'il existe encore du râle crépitant. Les crachats, formés par un mucus épais, contiennent encore quelques traces de pus. Il n'y a ni fièvre, ni rougeur de la langue, ni diarrhée, ni sueurs nocturnes. La malade est moins maigre ; elle a de l'appétit, plus de force et n'est pas essoufflée.

Elle est soumise à l'usage intérieur de l'eau sulfureuse,

aux aspirations de deux heures dans le vaporarium. Dès le dixième jour, elle passe une heure dans la salle d'aspiration froide. La quantité de crachats expectorés diminue de jour en jour; l'embonpoint reparaît; les râles cessent peu à peu, et, après un séjour de 40 jours, la pectoriloquie a disparu; la malade rend peu de crachats ne contenant plus de pus. Tel est son état à son départ. L'hiver suivant n'a ramené qu'un peu de toux.

Cette malade est revenue en 1853; elle a fait une nouvelle saison, et je constate facilement que la caverne est cicatrisée. Il n'y a plus de résonnance anormale, plus de râles.

TABLEAU récapitulatif des malades atteints d'affections chroniques de la poitrine, traités à Allevard pendant les saisons de 1848 à 1853.

NOMS DES MALADIES.	NOMBRE DE				
	Chaque espèce de maladies.	Malades guéris.	Malades soulagés.	Partis dans le même état.	Guérisons ou soulagements survenus après.
Laryngites chroniques.....	172	41	112	16	10
Bronchites chroniques.....	487	167	272	48	32
Asthmes................	61	6	55	»	40
Pharingites chroniques.....	262	97	128	11	»
Phthisies aux 1er et 2e degrés	69	14	31	16	»
Phthisies au 3e degré	18	3	12	3	3
TOTAL...........	1069	328	610	94	85

BLESSURES PAR ARMES A FEU.

Bordeu avait signalé la puissance curative des eaux Bonnes dans les anciennes blessures par armes à feu et l'on comprendra facilement que les eaux d'Allevard, dont la composition est analogue à celles de Bonnes et dont les effets sont les mêmes, doivent réussir dans les anciennes blessures. Les deux observations suivantes en démontreront la preuve.

PREMIÈRE OBSERVATION.

En 1834, le colonel U., au col de la Ténia, fut blessé d'un coup de feu à l'angle externe de l'orbite gauche. La balle passa dans le fond de l'orbite et se perdit dans les os de la base du crâne. De nombreuses tentatives furent faites pour l'extraire. Toutes les recherches furent sans succès et l'on ne put parvenir à s'assurer du point où elle était fixée.

Le colonel éprouvait de violentes douleurs de tête et un état permanent de congestion cérébrale. Un coryza chronique le fatiguait constamment.

Les plus célèbres chirurgiens de Paris sondèrent vainement les fosses nasales et ne purent s'assurer de la position du projectile.

L'état du malade s'aggravant de plus en plus, au mois d'avril 1857, à la suite d'une consultation, M. Nélaton décida qu'il fallait qu'il se rendît aux eaux d'Allevard et que, après un traitement thermal, il tenterait une opération pour l'extraction du projectile.

Le 7 juin 1857, le colonel arrive à Allevard et je constate l'état suivant :

OEil gauche complétement oblitéré, face vultueuse, douleurs de tête permanentes, coryza chronique donnant lieu à un écoulement épais, somnolence continuelle et pénible. Le malade éprouve parfois tous les symptômes d'une congestion cérébrale et il devient nécessaire d'employer des dérivatifs puissants. Le malade est soumis à l'usage de la boisson de l'eau sulfureuse et des bains. Je conseille de prendre tous les jours dans les fosses nasales une douche d'injection comme celle que l'on emploie pour combattre les coryza chroniques. Ce traitement est continué pendant trois semaines sans amener de changements notables. A dater du vingt-troisième jour, il éprouve un peu plus de gêne dans la fosse nasale gauche. Les douleurs de tête deviennent lancinantes. La coloration du visage devient plus prononcée et, de véritables symptômes de congestion cérébrale se manifestant, je suis obligé d'avoir recours à une forte saignée sous l'influence de laquelle les symptômes s'améliorèrent. A dater de ce moment, l'écoulement nasal devient sanguinolent, des douleurs se manifestent à la base du crâne. Il est évident qu'un travail d'élimination s'opère.

Les injections furent continuées pendant douze jours, après lesquels, un matin, le malade en se réveillant sentit tout à coup un corps étranger tomber dans le pharynx et, par un léger effort d'expiration, la balle tomba dans la bouche. Dès lors tous les accidents cessèrent et, peu de temps après, le malade fut complétement guéri.

SECONDE OBSERVATION.

M. V., capitaine au 3e zouaves, avait reçu un coup de feu à la jambe droite, et la balle, après avoir fracturé le tibia, était sortie en avant du péroné.

La blessure fut longue à se cicatriser et le malade ne put reprendre son service que 5 mois après, en octobre 1850. Depuis lors, il conserva de la douleur dans la jambe avec l'œdème, persistant pendant un temps plus ou moins long. La cicatrice se rouvrait de temps en temps et se fermait après être restée ouverte un mois ou six semaines. Diverses tentatives furent faites pour s'assurer s'il n'existait pas quelque corps étranger dans le membre, et la sonde ne permit jamais aux chirurgiens de reconnaître s'il existait une esquille ou autre objet.

En 1856, le malade est envoyé à Allevard dans l'espoir que le traitement thermal favoriserait la sortie du corps étranger.

Après 22 jours de traitement, la cicatrice devint douloureuse, se rouvrit et donna issue à de la sérosité purulente. Des injections d'eau minérale furent faites dans la plaie et, après huit jours, un morceau du pantalon s'échappa par la plaie. Quelques jours suffirent pour amener une cicatrisation complète et, dès lors, cet officier n'a plus éprouvé de douleurs dans sa jambe.

Je pourrais encore citer une observation fort remarquable d'un général qui, ayant reçu un coup de feu au pied droit pendant les tristes journées de juin 1848, avait conservé des douleurs parfois assez douloureuses pour produire une claudication prononcée, suivies ordinairement de l'apparition d'une fistule à la partie interne du pied qui, après être restée ouverte pendant quinze à vingt jours, se fermait pendant deux ou trois mois pour se rouvrir de nouveau.

Il vint, en 1852, faire un traitement à Allevard, et le dix-septième jour un abcès se manifesta. Dès qu'il fut ouvert, je pus extraire un fragment de balle. Après un séjour de trente-cinq jours à l'établissement, il partit complétement guéri.

SYPHILIS ANCIENNES.

L'action puissamment sudorifique du traitement thermal par les eaux sulfureuses, ce mouvement, cette réaction du centre à la circonférence qui en résulte et donne lieu au phénomène de la *poussée*, font souvent apparaître au dehors certains principes cachés, à l'influence inaperçue desquels diverses maladies chroniques doivent leur résistance à tous les traitements ordinaires. C'est ainsi que des gales invétérées, des dartres, dont la disparition remonte à une époque éloignée, font tout à coup éruption à la peau, sous l'influence des bains et des douches sulfureuses, d'où résulte la cessation presque subite de maladies anciennes, rebelles, tenaces et jusque-là réputées incurables. C'est aussi sous cette même influence que d'anciennes syphilis, restées latentes pour le malade et même pour le médecin, se manifestent par l'apparition subite de quelques symptômes, après l'emploi plus ou moins continué des bains et des douches, et viennent heureusement révéler la cause non soupçonnée du mal, lequel peut ensuite être combattu avec succès par une médication spécifique.

« Plus d'une fois nous avons eu occasion de voir l'usage des eaux minérales, des bains de vapeur administrés contre les affections prétendues rhumatismales, déterminer subitement l'apparition d'éruptions, dont le caractère révélait à tous les yeux l'existence d'un mal resté caché pendant un laps de temps assez considérable. »

SYPHILIS ANCIENNE.

Pierre D..., âgé de 49 ans, d'une constitution lymphatique, a eu, il y a 15 ans, une affection syphilitique, caractérisée par des chancres et un bubon. Il a été traité par les préparations mercurielles qui ont amené une abondante salivation. Sa maladie n'a duré que trois mois. Il paraissait très-bien guéri, lorsqu'il y a cinq ans, il a été pris subitement de vives douleurs à la voûte palatine; il alla consulter un médecin qui, voyant apparaître en ce point des ulcères vénériens, le soumit de nouveau à un traitement mercuriel qui produisit également la salivation. Ce traitement n'amena aucun résultat; la maladie continua à faire des progrès. Des douleurs ostéocopes se déclarèrent, accompagnées de violents maux de dents.

Le malade se rendit à Grenoble, et le médecin qu'il consulta le soumit à l'usage du rob de Boyveau-Laffecteur et de la tisane de Feltz.

La maladie continua à faire des progrès, et la carie envahit les os de la voûte palatine. Une suppuration se manifesta au côté droit de la joue, entre la mâchoire inférieure et cette partie; l'avant-dernière mollaire se détacha d'elle-même. Deux tumeurs lacrymales se manifestèrent en même temps, et un abcès se forma au niveau de l'omoplate gauche. L'abcès ayant été ouvert, on reconnut que cet os était carié. Le malade vint me consulter le 10 juin 1848.

Je l'examinai avec attention, et après qu'il m'eut donné les détails ci-dessus mentionnés, je fixai mon diagnostic de la manière suivante :

1º Deux fistules lacrymales ;

2º Carie de l'omoplate dans le bord supérieur ;

3º Un vaste ulcère qui a détruit la voûte palatine dont les os sont complètement cariés ;

4º Carie du maxillaire inférieur au côté droit. La carie s'étend depuis l'angle de la mâchoire jusqu'à un pouce en avant de la symphyse du menton ;

5º Toutes ces parties ulcérées donnent lieu à un écoulement de pus fétide et abondant.

Je prescris le traitement suivant :

Le malade se trouvant dans un grand état de faiblesse, je suis obligé de faire administrer les eaux avec précaution.

Pendant huit jours, il boit quatre verrées d'eau minérale, coupée avec la décoction d'orme pyramidal. Il prend un bain le matin d'une heure et demie de durée; pendant le bain, il reçoit dans la bouche une douche à courant peu rapide. Le soir, il prend également une autre douche.

Après une semaine, il passe du bain à la douche générale.

Au quatorzième jour, quelques fragments osseux nécrosés tendent à sortir par une plaie qui existe au niveau des trois dernières mollaires, plaie qui donne lieu à une abondante suppuration.

Le dix-septième jour, je peux extraire trois petites esquilles.

Le dix-neuvième jour, le malade éprouve de vives douleurs à l'angle de la mâchoire Le vingt-troisième jour, je constate qu'en ce point il existe une collection purulente dont je pratique l'ouverture au moyen du bistouri.

Cette ouverture me permet d'introduire des pinces, au moyen desquelles j'extrais deux esquilles.

Le même traitement est continué jusqu'au trente-troisième jour, où j'extrais également deux esquilles; à partir de cette époque, les tissus engorgés diminuent, la suppuration devient de jour en jour moins abondante, et le malade va mieux.

La carie de l'omoplate est entièrement arrêtée, la plaie est cicatrisée.

Les bords de l'ulcération de la voûte palatine sont cicatrisés.

Les fistules lacrymales sont oblitérées.

Les forces se sont rétablies, et le malade, privé jusqu'alors de sommeil, dort pendant toute la nuit. Il a bon appétit, et il part le cinquante-deuxième jour, complétement guéri.

Le malade, que j'ai revu, a retrouvé une santé parfaite.

MALADIES DE LA PEAU.

C. L'action spécifique du principe sulfureux des eaux hépatiques dans les maladies cutanées est certaine. De tout temps les médecins ont reconnu que le soufre agissait d'une manière très-marquée sur les maladies chroniques de la peau; aussi joue-t-il le premier rôle dans la thérapeutique de ces affections si rebelles. — Parmi les préparations où entre cet agent médicamenteux, les eaux sulfureuses, on le sait, sont placées en première ligne. — C'est près des sources sulfureuses que les malades atteints de dartres ou d'autres maladies chroniques de l'organe cutané se rendent exclusivement, et que beaucoup y trouvent une guérison que tous les efforts des médecins n'avaient pu obtenir.

Cette action spécifique doit être, comme elle l'est en effet, d'autant plus marquée que le principe sulfureux prédomine davantage. C'est pour cette raison que les eaux de Bagnères-de-Luchon et de Baréges, qui sont les plus sulfureuses et les plus excitantes parmi les eaux thermales des Pyrénées, sont spécialement recommandées pour les maladies de la peau; la prédilection particulière que le docteur Alibert avait pour les eaux d'Enghien, où il adressait principalement les affections cutanées, était fondée sur leur richesse sulfureuse.

Sous ce point de vue, l'eau sulfureuse d'Allevard peut aussi être placée en première ligne. Il a été démontré, dans ce travail, combien elle l'emportait sur les eaux d'Aix pour la quantité du principe sulfureux. On peut donc la prescrire, comme les eaux d'Enghien, de Bagnères-de-Luchon, de Baréges, essentiellement pour son action spécifique dans les maladies de la peau. L'expérience, au reste, s'est chargée de démontrer l'exactitude de ce qui était indiqué par la théorie. L'établissement d'Allevard a guéri, depuis quelques années, des maladies cutanées qui avaient été rebelles à tous les traitements, et même à l'emploi interne et externe d'autres eaux sulfureuses moins chargées en principe hépatique.

Ce qui prouve d'ailleurs d'une manière évidente la puissante action spécifique de l'eau sulfureuse d'Allevard, c'est l'emploi seulement interne qu'on en fait depuis longtemps à Lyon. — Nous avons été témoin de la guérison de plusieurs dartres rebelles, obtenue en buvant chaque jour plusieurs verrées de cette eau, pendant un mois ou deux, et faisant fréquemment des lotions sur la partie malade avec le même liquide. Or, dans ce cas, à quoi attribuer l'action si marquée de l'eau minérale, si ce n'est au principe sulfureux ? L'analyse chimique n'a-t-elle pas démontré que les principes salins qui s'y trouvent en dissolution sont en trop petite quantité pour donner lieu à des effets aussi remarquables ?

Les maladies cutanées se guérissent facilement à Allevard, même lorsqu'elles affectent les formes les plus graves. C'est à la poussée qui arrive aux malades pendant leur traitement que l'on doit attribuer cette énergie curative. Il serait facile de citer des observations où des eczéma, des lychen, des psoriasis et des pythiriasis datant de longues années, pour lesquels d'autres eaux avaient été vainement employées, qui ont été guéris à Allevard.

Parmi ces nombreuses observations, on doit citer les suivantes : cette poussée n'arrive pas, comme à Louesch, à la suite de bains prolongés pendant 6 à 8 heures, mais seulement d'une durée de deux heures.

PRURIGO FORMICANS.

Mme N., des environs de Chambéry, âgée d'environ 52 ans, d'un tempérament lymphatico-nerveux, jouissant habituellement d'une bonne santé, est née d'un père qui a longtemps souffert d'une maladie cutanée qu'elle croit avoir été semblable à la sienne; elle est mère de deux enfants et a traversé l'âge critique sans accident ; depuis deux ans elle souffre d'une dermatose qui paraît s'être développée sous l'influence de diverses affections morales tristes.

Cette maladie est caractérisée par une éruption de petites papules ou élevures pleines, solides, isolées, non inflammatoires, bien appréciables à la vue et au toucher, accompagnée d'un prurit assez vif pour causer l'agitation et l'insomnie. Ces papules ont envahi progressivement les bras, les épaules, le pourtour du tronc et les membres inférieurs. Elles ont été attaquées par une foule de moyens puisés successivement dans la classe des antiphlogistiques, des calmants, des dépuratifs, et enfin par les eaux d'Aix en Savoie, mais sans succès.

S'étant montrée très-intense dans le cours de l'hiver dernier, cette affection a fait le tourment et presque le désespoir de cette dame, lorsqu'enfin elle a paru s'amender un peu à la suite de quelques bains sulfureux et alcalins.

Le médecin ayant conseillé à la malade les eaux sulfureuses d'Allevard, elle s'y rendit au commencement de juin 1840.

En raison de la susceptibilité nerveuse de la malade, nous avons commencé par le traitement sédatif. De cette manière elle est parvenue graduellement à supporter la boisson d'eau pure, des douches et des bains chauds, puis des bains de vapeur à 40° R., traitement que les occupations de Madame ne lui ont pas permis de prolonger au delà de 21 jours.

A cette époque, toutefois, on observait déjà une amélioration qui pouvait faire pressentir les bons résultats qui nous ont été annoncés par son médecin, en ces termes : « Je suis bien satisfait de pouvoir vous apprendre que Mme N. n'a pas tardé, après son retour d'Allevard, à être guérie de la cruelle affection qui la tourmentait. Tout porte à croire qu'elle en sera débarrassée pour toujours, puisqu'il n'y a pas eu le moindre ressentiment jusqu'à ce jour. » (Dubouloz, médecin des hospices de Montmeillan, 1er mars 1841.)

Cette dame est venue au mois de juillet suivant prendre encore les eaux pendant quinze jours pour consolider sa guérison, mais elle ne portait aucune trace de son ancienne maladie.

Un semblable résultat est d'autant plus remarquable que nous avons nous-même observé, dans d'autres circonstances, combien cette affection est ordinairement rebelle à tout traitement, ou du moins combien ce dernier doit être soigné et prolongé. Remarquons encore que, dans le cas présent, nous devions nous attendre à trouver la maladie d'autant plus opiniâtre qu'elle pouvait être présumée avoir un caractère d'hérédité, qu'elle datait de deux ans, et n'avait éprouvé aucune modification du traitement par les eaux d'Aix en Savoie.

On peut voir au tableau les divers résultats que nous avons obtenus dans le prurigo partiel ou général.

LICHEN AGRIUS.

Mme L..., de Lyon, âgée de 36 ans, d'un tempérament lymphatico-nerveux, d'une constitution assez forte, douée d'une grande mobilité nerveuse, jouissant d'une santé assez bonne, éprouva en 1839 un violent chagrin à la mort d'un enfant. Cette commotion morale détermina un violent mal de tête et diverses souffrances nerveuses, qui furent suivis d'une éruption sur la peau avec vives démangeaisons.

La malade n'a pu nous donner aucun indice sur la nature de cette affection, et raconte qu'elle fut dénommée différemment par divers médecins, et attaquée par une foule de moyens qui la modifièrent fort peu.

Soumise plus tard aux soins exclusifs de M. le docteur Clermont, Madame éprouva une grande amélioration dans sa maladie qui, de générale qu'elle était, se réduisit aux deux jambes.

Envoyée aux eaux sulfureuses d'Allevard, cette malade y arriva le 25 juin 1840, dans l'état suivant : Nul dérangement dans l'ensemble des fonctions ; seulement la peau des deux jambes, surtout la surface interne, est dure, épaissie, de couleur presque naturelle, mais hérissée de papules saillantes, aplaties sur les côtés, la plupart dures, rugueuses, non colorées, sujettes à s'irriter de temps en temps et à devenir le siège d'une vive démangeaison. Dans ces dernières circonstances, la malade est forcée de se gratter, et il survient des excoriations, de la cuisson et l'écoulement d'un peu de sérosité, mais jamais assez abondante pour former des croûtes ou une exfoliation comme dans l'eczéma. D'ailleurs les papules persistent.

La mobilité nerveuse de Madame nous fait débuter par le traitement sédatif : la boisson est coupée avec du lait, les bains sont affaiblis et tempérés. Cependant nous parvenons à administrer bientôt les bains purs, des lotions, des pédiluves, des bains et des douches de vapeur. Une légère surexcitation et l'apparition des règles exigent une suspension, pour quelques jours, de ce traitement qui a duré un mois.

Au départ de la malade, cette dermatose n'offrait qu'une

légère diminution; mais un peu plus tard nous avons appris que la guérison s'avançait assez rapidement, lorsqu'une grossesse est venue l'entraver et aggraver même le mal, ce qui a obligé Madame de venir suivre, en 1841, un nouveau traitement dont le résultat a été complet.

PSORIASIS GUTTATA ET DIFFUSA.

M. M..., de P. (Isère), âgé de 21 ans, d'une forte constitution, d'un tempérament lymphatico-sanguin, jouissant en apparence de la plus parfaite santé, est atteint, depuis trois ans, d'une dermatose très-intense, répandue sur toute la peau, excepté la face et la partie antérieure du cou. Elle se montre sous la forme d'élevures squammeuses, circulaires, tantôt isolées, tantôt par plaques plus ou moins larges et de formes variées. Ces élevures, comme dans le cas précédent, sont plus nombreuses, quoique discrètes, au cuir chevelu, souvent diffuses autour des articulations et à la partie externe des membres.

Un premier traitement d'une dizaine de jours produisit, en 1837, une amélioration déjà notable, mais il était évidemment trop insuffisant, et la maladie a persisté, puis s'est aggravée.

Une seconde saison, en 1838, a duré six semaines, y compris cinq à six jours de repos. Les bains, d'abord employés suivant le mode sédatif, furent ensuite pris un peu chauds. Le malade buvait six verres d'eau par jour, et a été purgé quatre à cinq fois avec le sulfate de magnésie.

Au moment de son départ, commandé par des circonstances impérieuses, sa maladie offrait un aspect tout à fait satisfaisant : les élevures, soit isolées, soit diffuses, un peu moins nombreuses, commençaient à pâlir et à s'exfolier. Enfin, tout faisait espérer un bon résultat de l'effet consécutif des eaux.

Ayant eu l'occasion de revoir ce jeune homme six mois plus tard, nous apprîmes avec satisfaction que depuis trois mois il ne restait que de bien faibles traces de cette grave affection, qu'il est venu guérir l'année suivante.

DE L'ACTION
DES BAINS DE PETIT-LAIT

DANS LES MALADIES DU CŒUR,

ET PRINCIPALEMENT DANS LES PALPITATIONS NERVEUSES DE CET ORGANE.

Lorsque je publiais, il y a cinq ans, mon premier mémoire sur l'action des bains de petit-lait, soit purs, soit à l'état de mélange avec l'eau sulfureuse d'Allevard, je citais plusieurs observations prouvant que, dans un grand nombre d'affections nerveuses, l'usage de ces bains produisait d'excellents résultats.

Depuis lors, cinq années d'expériences se sont écoulées, et la vérité de ce que j'avançais s'est trouvée confirmée par des faits nombreux de guérison de gastralgie, d'entéralgie, d'hystérie et d'autres affections dépendant de troubles dans les fonctions de l'innervation, et dont les symptômes variés et bizarres ne peuvent les faire attribuer plutôt à tel organe qu'à tel autre.

Dans ces véritables névroses, les malades perdent l'appétit, maigrissent, leur visage devient pâle, les fonctions digestives s'exécutent difficilement; celles de l'organe utérin sont altérées : des douleurs névralgiques, dont le siége varie, surviennent, et, les forces s'affaiblissant, obligent souvent les malades à s'aliter. L'ensemble de ces accidents constitue un véritable état morbide, contre lequel échouent très-souvent les divers moyens thérapeutiques et hygiéniques mis en usage pour les combattre. C'est dans ces cas divers que les bains de petit-lait ont très-bien réussi.

Il est, de plus, un autre genre d'affections très-graves, pour lesquelles plusieurs malades sont venus prendre à Allevard les bains de petit-lait, et dont j'ai recueilli avec le plus grand soin les observations. Ce sont diverses maladies du cœur.

Avant de parler de ces affections, de leur traitement, il est utile de décrire la composition chimique du petit-lait, afin que l'on puisse facilement comprendre l'action que ce liquide peut avoir sur l'économie.

Le petit-lait, préparé dans les chalets des environs d'Allevard, et tel qu'il nous arrive à l'établissement thermal, est un liquide d'une couleur jaune verdâtre, onctueux au toucher et d'une odeur douce. Il est composé d'eau, de caséum en quantité variable, de sucre de lait, d'acide lactique, de chlorures potassique, sodique; de lactates potassique, sodique et calcique; de phosphates potassique, sodique; de matières extractiformes, semblables à celles de la viande.

Cette composition complexe fait de ces principes un moyen très-utile, et dont l'absorption, qui a lieu pendant la durée du bain, doit nécessairement exercer sur l'organisme une influence indiquée par l'action de ces différents sels.

Ayant remarqué que, chez la plupart des malades, alors qu'ils étaient plongés dans le bain de petit-lait, le pouls s'abaissait d'une manière très-notable, au point de ne donner quelquefois que 34 pulsations, j'observais avec soin l'état de la circulation chez tous les malades.

La température ordinaire à laquelle je prescris les bains de petit-lait varie de 25 à 30 degrés centigrades. Cette différence de température est sans influence sur la circulation, puisque j'ai vu des malades qui, bien que prenant des bains à 30 degrés, présentaient un plus grand abaissement dans les battements du pouls, que d'autres qui ne les prenaient qu'à 25 ou 26 degrés.

Les observations que j'ai recueillies sur 217 malades qui ont fait usage des bains de petit-lait pendant les années 1849, 1850 et 1851, m'ont donné les résultats suivants :

Chez 69 malades, le nombre des pulsations s'est abaissé à 34.
Chez 93   —   —   —   —   à 38.
Chez 31   —   —   —   —   à 42.
Chez 24   —   —   —   —   à 45.
Total. 217

Chez les 69 premiers malades, les affections se divisaient ainsi :

Hystérie..................................	18
Gastro-entéralgie.......................	11
Névroses non localisées................	17
Névroses du cœur......................	8
Total...............	69

Chez les 93 suivants, les affections consistaient :

Gastralgie................................	12
Gastro-entéralgie.......................	21
Névralgies diverses.....................	26
Gastro-entérique chronique.............	17
Névroses du cœur......................	10
Hypertrophie du cœur..................	4
Anévrisme des cavités du cœur...........	3
Total...............	93

Pour les 31 malades dont le pouls tombait à 42 pulsations, j'ai constaté :

Névralgies diverses...................	12
Entéralgie.........................	9
Névroses de l'utérus.................	10
Total..............	31

Chez 24 malades :

Gastralgie..........................	5
Gastro-entérite chronique.............	7
Myélite chronique....................	6
Névralgies diverses..................	4
Eczema rubrum......................	2
Total..............	24

C'est évidemment à l'acide lactique que l'on doit en partie attribuer cette sédation dans la circulation ; mais lorsqu'il s'agit d'évaluer les propriétés thérapeutiques d'un médicament, c'est d'après ses effets sur l'économie qu'il faut raisonner, plutôt que d'après les notions chimiques obtenues sur sa composition. Cependant, ces notions chimiques sont toujours utiles, et j'ai cru devoir m'en servir, à propos de la composition du petit-lait, pour chercher à comprendre son action sur la circulation.

Parmi les maladies du cœur, compliquées de palpitations, et les cas les plus nombreux pour lesquels les malades sont venus prendre les bains de petit-lait, je dois citer les palpitations nerveuses du cœur, si bien décrites par MM. Bouillaud et Andral, et qui sont caractérisées par des mouvements tumultueux, forts et répétés du cœur, chez les individus qui ne sont atteints d'aucune lésion matérielle appréciable de cet organe. Chez certains sujets, elles ne sont que passagères et de courte durée, tandis que chez d'autres, elles persistent pendant un temps quelquefois fort long.

Les bruits du cœur auxquels elles donnent lieu augmentent pendant leur durée. Ils sont entendus même à distance, et les mouvements qu'elles produisent sont sentis par les malades. Ces palpitations s'accompagnent fréquemment d'un léger bruit de souffle, qui cesse dès qu'elles s'arrêtent. Les malades qui en sont atteints éprouvent, pendant qu'elles se manifestent, un sentiment de malaise et d'anxiété à la région précordiale, très-intense, accompagné parfois de tendance à la syncope.

Cette maladie est plus fréquente chez les individus à tempérament nerveux, qui ont une véritable prédisposition aux diverses affections nerveuses. Toutes les sensations vives de l'âme peuvent les déterminer : telles sont la tristesse, la mélancolie, les chagrins, les travaux intellectuels prolongés, les veilles, les excès vénériens, les passions vives, et surtout la masturbation chez les jeunes sujets.

Ces palpitations s'observent souvent chez les femmes hystériques, chez les individus affectés d'hypocondrie, chez les jeunes filles, à l'époque de la puberté, et chez les femmes mariées, à l'âge critique, alors qu'un grand nombre de causes se trouvent réunies pour amener un trouble dans l'action normale du système nerveux. On les remarque très-fréquemment chez les individus anémiques et chlorotiques, soit que ces états morbides apparaissent après d'abondantes hémorragies, ou qu'ils dépendent de quelques lésions organiques qui s'opposent à une bonne hématose.

De même que la plupart des maladies nerveuses, ces palpitations sont intermittentes, irrégulières et rarement continues. Leur diagnostic est quelquefois difficile, et souvent on les a confondues avec des palpitations dépendantes d'affections organiques du cœur, dont elles peuvent produire les mêmes phénomènes généraux et locaux. Dans l'état de repos du cœur, leur diagnostic est également peu facile; car, de ce que le malade parait être en pleine santé, lorsqu'elles ont cessé on ne peut pas en conclure que ces palpitations sont purement nerveuses, puisque souvent, dans le début d'une lésion organique du cœur, les symptômes qui surviennent et la caractérisent peuvent être suspendus pendant un certain temps, et que, dans les palpitations uniquement nerveuses, dans les intervalles de repos, les battements du cœur peuvent présenter quelque irrégularité ou être accompagnés d'un bruit de souffle souvent indépendant de toute lésion organique.

Les malades qui en sont atteints conservent souvent une dyspnée plus ou moins intense, que l'on remarque plus fréquemment chez les jeunes sujets disposés aux congestions pulmonaires. Cet ensemble de symptômes est semblable à ceux qui surviennent dans le début de plusieurs maladies organiques du cœur, et ces battements irréguliers, tumultueux du cœur tendent à modifier sa nutrition, et les palpitations, qui, dans le principe, existent sans lésion organique, peuvent être le point de départ de celle-ci.

Le moyen le plus certain pour reconnaître ces palpitations de celles qui accompagnent les lésions organiques, c'est de percuter, d'ausculter le cœur; ce qui permettra de s'assurer si les valvules fonctionnent bien ou mal, si les orifices sont sains, si les parois ont subi quelque modification; car, dans les palpitations nerveuses, on peut toujours, même lorsqu'elles ont lieu, s'assurer, par un examen attentif, du volume du cœur et de la manière dont le sang circule dans ses divers orifices et cavités. D'ailleurs, dans les palpitations nerveuses, on ne remarque jamais de congestions veineuses, de coloration violacée au visage, d'hydropisies qui accompagnent les lésions des valvules et différentes affections du cœur.

Par une exploration attentive, et comme l'a si bien dit M. Bouillaud, « grâce aux progrès de la clinique exacte, on peut toujours aujourd'hui distinguer les unes des autres, les diverses palpitations désignées sous le nom de palpitations nerveuses et celles qui accompagnent les grandes lésions organiques du cœur. Les cas dans lesquels il serait le plus facile de se tromper sont ceux où il existe à la fois des palpitations dépendantes d'une lésion organique du cœur, et des palpitations d'une nature nerveuse. Ces cas se présentent dans la pratique plus souvent qu'on ne serait tenté de le croire au premier abord. »

Tout ce qui vient d'être dit démontre que les palpitations peuvent coïncider avec un certain nombre d'états morbides généraux ou locaux, différents les uns des autres sous plusieurs rapports et qu'il est très-important de bien déterminer, si l'on veut leur opposer des moyens rationnels; car les moyens thérapeutiques à employer contre les palpitations nerveuses, doivent varier suivant la nature d'où elles semblent dépendre.

Malgré toutes ces précautions, il arrive souvent que ces battements nerveux résistent aux moyens qu'on leur oppose, et c'est pour cette raison que plusieurs malades ont été envoyés à Allevard pour y prendre les bains de petit-lait, si utiles contre les affections nerveuses en général, et qui, dans tous les cas de ces névroses du cœur, ont procuré des résultats les plus heureux.

Dans un grand nombre de chloroses accompagnées de ces palpitations, les malades qui en étaient atteintes ont trouvé à Allevard toutes les conditions voulues pour y guérir : les bains de petit-lait, la boisson de l'eau ferrugineuse et manganésifère dont la source vient d'être annexée à l'établissement sulfureux, les toniques, un bon régime, l'air pur de cette belle vallée des Alpes, la vue des sites pittoresques des gorges si variées, des glaciers des environs, un exercice modéré sur les montagnes. Tous ces moyens réunis forment la base d'un traitement auquel ne sauraient résister ces états chlorotiques, et de nombreuses jeunes filles leur ont dû le retour de la santé.

Des malades affectés de palpitations nerveuses qui ne reconnaissaient pas pour cause la chlorose ont également trouvé la guérison par l'usage de ces bains de petit-lait, et il en est de même de plusieurs malades atteints de palpitations dues à des lésions organiques du cœur, ainsi que le démontrent les diverses observations ci-jointes et que j'ai choisies parmi celles que j'ai recueillies et que je crois les plus propres à faire bien apprécier l'action des bains de petit-lait.

Palpitations nerveuses proprement dites.

PREMIÈRE OBSERVATION.

Madame G., de Lyon, m'est adressée, le 16 juillet 1851, par M. le docteur Vacher, avec la lettre suivante de cet honorable confrère : « Mme G., âgée de 41 ans, d'un tempérament nerveux, d'une constitution affaiblie, s'est aperçue, depuis quelques années, de quelques palpitations légères, d'un certain malaise du côté du cœur. Les craintes et les émotions que lui ont causées les nombreux événements qui se sont accomplis depuis février 1848, d'autres contrariétés ou chagrins éprouvés depuis, quoique supportés avec résignation, ont paru augmenter sensiblement cet état; si bien qu'au mois de mai 1849, Mme G. fut tout à fait malade, obligée de s'aliter. Il y avait alors de nombreuses intermittences, un bruit de souffle continuel, de la dyspnée, impossibilité de monter une rampe sans éprouver de violentes palpitations. La malade fut soumise à un traitement rationnel : les préparations de digitale sous toutes les formes, les vésicatoires sur la région précordiale, etc. Au bout de six semaines, la malade alla beaucoup mieux. Elle fit à cette époque un voyage d'agrément, où elle se fatigua beaucoup; à son retour, les palpitations et les intermittences reparurent. Elles cédèrent de nouveau à un traitement moins énergique que le premier, mais ce ne fut pas pour longtemps. Elles ont reparu depuis, plus opiniâtres et plus tenaces que jamais, sans cependant que la maladie ait repris de suite le caractère de gravité qu'elle avait en mai 1849. Après de nombreux traitements qui n'ont fait que soulager plus ou moins, la malade en est arrivée aujourd'hui à être tellement habituée aux remèdes, que leur action sur elle est à peu près complétement nulle; les préparations de digitale, par exemple, sont dans ce cas.

» Les choses en étant là, nous avons alors songé à prendre conseils de quelques confrères, M. de Polinière, entre autres. J'ai proposé les bains de petit-lait, me fondant sur ce que la maladie reconnaît pour cause une perturbation du système nerveux. M. de Polinière a partagé mon opinion, et il lui a semblé, comme à moi, que le traitement le plus rationnel était l'usage des bains de petit-lait. C'est d'après ces idées que nous avons engagé la malade à se rendre à Allevard. »

Tel est l'état de Mme G., à son arrivée à Allevard. Je lui prescris le traitement suivant :

Prendre tous les matins un bain de petit-lait à 26 degrés centigrades, d'une heure et demie le 1er jour, de deux heures le 2e, de deux heures et demie le 3e, de trois heures le 4e, de trois heures et demie le 5e ; repos le sixième.

Le soir de son arrivée, Mme G., à la suite de la fatigue du voyage, a des palpitations très-fortes; le pouls donne 128 pulsations.

Le lendemain, avant d'entrer dans son bain, le pouls donne 72 pulsations ; une demi-heure après, il ne donne plus que 46 pulsations; après une heure, il s'est abaissé à 42, et se maintient à ce chiffre. La nuit suivante a été plus calme. En entrant dans le second bain, le pouls est à 68 pulsations; une demi-heure après, il est à 44, et, en sortant, il n'en donne que 40. Le soir, Mme G. est prise de palpitations qui n'ont duré que 25 minutes. Il y avait alors 90 battements. Pendant leur durée, la malade est moins fatiguée que d'habitude, et le bruit de souffle moins prononcé. En entrant au troisième bain, le pouls donne 63 pulsations; au bout d'une heure, 42, et, en sortant, il n'est qu'à 37. Dans le jour, Mme G. a deux crises peu longues et moins fortes ; cependant la nuit a été agitée, et elle a eu d'assez fortes palpitations qu'elle attribue à une digestion difficile.

Le 4e jour, le pouls présente les mêmes caractères que ceux qu'il avait la veille. La nuit et la journée ont été meilleures.

Le 5e jour, la malade, en se déshabillant pour se mettre au bain, éprouve de légères palpitations, qui cessent après un quart d'heure de séjour dans le bain. Pendant la crise, le pouls battait 96 fois. Une demi-heure après, il ne donnait plus que 42 pulsations, et en sortant du bain, qui a été de trois heures de durée, il n'y en avait plus que 36.

Repos le 6e jour. Pendant la journée, le pouls est calme. Le 7e jour, la durée du bain est de trois heures et demie. Le pouls descend à 35 pulsations. Mme G. a repris de l'appétit, du sommeil, et la gaîté est revenue. Elle fait tous les jours une promenade de plusieurs heures, soit à pied, en voiture ou sur un âne.

Le 8e jour se passe sans souffrance. Les 9e, 10e, 11e et 12e sont très-calmes. Elle continue de prendre ses bains de quatre heures de durée. Dans la nuit et dans le jour, le pouls ne s'élève jamais au-dessus de 58 pulsations.

Le 13e jour, elle reçoit une lettre qui devait fortement l'impressionner, et c'est à peine si cette émotion accélère un peu la circulation. A dater de ce jour jusqu'au 23e, époque à laquelle apparurent les règles, elle prit tous les jours un bain. Les règles arrivèrent sans douleur, le flux fut abondant et la malade n'éprouva pas la moindre trace de battements de cœur. Elle fait un voyage de plaisir à la Grande-Chartreuse, distante d'Allevard de quelques heures seulement. Ce voyage d'agrément ne l'a pas fatiguée.

Elle recommence son traitement après six jours d'interruption, et, après avoir pris 27 bains de petit-lait, elle quitte l'établissement, très-contente d'y avoir trouvé un aussi grand soulagement, et la gaîté en même temps que le sommeil et l'appétit.

Sept mois après, ayant vu son mari, il m'a assuré que sa femme avait passé un très-bon hiver, et qu'elle n'attendait que le mois de juin pour reprendre encore des bains de petit-lait.

DEUXIÈME OBSERVATION.

M. P., âgé de 35 ans, demeurant à Nimes, m'est adressé, le 25 juin 1851, par M. le docteur Imbert, de Lyon. Ce jeune homme, d'un tempérament nerveux, d'une constitution faible, a eu de nombreux revers de fortune, par suite de procès. Pendant quatre années consécutives, il a éprouvé une série d'émotions très-pénibles. Depuis trois années, il a été pris de douleurs vives à la région précordiale, qu'il compare à des élancements se faisant sentir en avant et en arrière de cette région. Il ne peut rester couché sur le côté gauche sans éprouver de suite des palpitations très-fortes, et qui, lorsqu'elles se prolongent, déterminent une dyspnée très-intense qui amène quelquefois la syncope. Il a perdu le sommeil et l'appétit. Depuis six mois, il a considérablement maigri. Il suffit de très-peu de chose pour réveiller ses palpitations, qui s'accompagnent d'un bruit de soufflet assez fort.

L'auscultation et la percussion ne dénotent rien d'anormal dans les bruits du cœur, dans les cavités et les orifices, lorsqu'il est calme. Le cœur n'a pas augmenté de volume. Le côté de la poitrine ne présente aucune voussure. L'intermittence, si marquée pendant que les palpitations ont lieu, cesse complétement lorsque l'organe est au repos. La main appliquée sur la région précordiale ne sent aucun froissement cataire. Le bruit de soufflet que l'on entend existe sans rétrécissement des orifices : il est dû, je crois, à la rapidité convulsive du passage du sang contenu dans les ventricules, lors des palpitations précipitées du cœur.

Tel est l'état de ce jeune homme à son arrivée à Allevard. Le nombre des pulsations, lorsqu'il a ses palpitations, s'élève jusqu'à 118, et à l'état de calme, le pouls en donne encore 76. Outre ses palpitations, le malade éprouve de temps en temps des douleurs névralgiques à la région cervicale droite.

Je prescris l'usage des bains de petit-lait de la manière suivante :

Le 1er jour, bain d'une heure et demie, à 26 degrés centigrades. Dès la première heure, le nombre des battements s'abaisse à 56, et, en sortant du bain, il n'y en a plus que 52.

Le 2e jour, bain de deux heures; le pouls ne donne plus que 52, et, en sortant, je n'en compte que 40. Le sommeil est plus calme, les palpitations ont une durée un peu moins longue ; pendant qu'elles ont lieu, le pouls ne dépasse pas 100 pulsations.

Le 3e jour, bain de deux heures et demie. Au milieu du bain, le pouls ne donne que 50, et à la fin 37 pulsations. Le malade éprouve un bien-être réel, pendant qu'il est dans le bain. Dans la journée, il fait une promenade de deux heures. Il a un peu plus d'appétit. Dans la nuit, il a eu deux fois des palpitations, sans dyspnée, ni disposition à la syncope.

Le 4e jour, même traitement, même état.

Le 5e jour, même traitement. Le malade se sent décidément mieux. Il respire plus librement en se promenant. Il peut monter les escaliers sans avoir de battements de cœur aussi violents, et il est moins impressionnable.

Le 6e jour, même état. Le soir, son pouls ne donne que 61 pulsations.

Le 7e jour, repos.

Le 8e jour, bain de quatre heures. En entrant au bain, le pouls offre 63 battements ; ils ne sont plus que de 35, après trois heures de bain. Durant la journée, il n'a qu'une fois des palpitations, et, pendant leur durée, il me fait appeler. Je ne constate alors que 76 pulsations; elles n'ont duré que 28 minutes. Il a de l'appétit et un sommeil plus long et plus calme.

Les 9e, 10e, 11e, 12e, 13e, 14e et 15e jours, même traitement, c'est-à-dire bains de quatre heures de durée. Le pouls s'abaisse toujours jusqu'à 36 pulsations, et, dans la journée, il ne s'élève jamais à plus de 60. Le malade reprend de la gaîté et regrette de n'avoir pas été envoyé plus tôt ici, au lieu d'avoir pris, pendant trois ans, tant de préparations antispasmodiques et de digitale.

Il se repose les 16e et 17e jours. Il profite de ces deux journées pour faire de longues promenades à cheval, sur les montagnes, sans en éprouver de grandes fatigues.

Il n'a eu que de très-courtes et légères palpitations.

Il continue son traitement pendant encore quinze jours, en

prenant seulement des bains de trois heures. Dans le milieu du bain, le pouls descend toujours à 36 pulsations, et ce n'est que trois heures après que le pouls remonte insensiblement à 60. Le sommeil est revenu, l'appétit est bon, l'embonpoint renaît, ainsi que la gaîté. Depuis que ce malade recouvre la santé, il oublie ses chagrins passés, heureux, dit-il, de ne plus éprouver les cruelles angoisses auxquelles il était en proie.

Le malade m'a écrit, au mois de mars, qu'il allait beaucoup mieux, et qu'il viendrait achever sa guérison dans le courant de la saison des eaux.

TROISIÈME OBSERVATION.

Hypertrophie pure et simple du cœur, sans lésion des valvules.

Mme S..., de Paris, nous est envoyée pour prendre les bains de petit-lait, afin de combattre une chorée qui date de plusieurs années et qui a résisté à de longs traitements. Cette affection nerveuse existe à la région droite du cœur, qui éprouve continuellement des mouvements désordonnés. Après avoir longuement interrogé cette dame, je constate les phénomènes suivants :

Cette dame, âgée de 37 ans, d'un tempérament sanguin, d'une constitution forte, a eu, à la suite d'une fausse couche, il y a quatre années, une suppression menstruelle qui a duré cinq mois. C'est alors que les premiers symptômes de la chorée se sont manifestés. C'est aussi à cette époque qu'elle s'est aperçue que les battements du cœur devenaient plus violents. La chorée a été vainement combattue par les bains de mer, les antispasmodiques, les bains hydrothérapiques. Les mouvements convulsifs sont presque incessants et la fatiguent beaucoup; ils ne cessent que couchée. Aussi est-elle obligée de rester alitée. Elle se plaint aussi de battements de cœur. L'examen de cet organe présente les phénomènes suivants:

La malade a le teint animé, l'œil brillant, une tendance aux épistaxis, et la peau présente une chaleur plus élevée qu'à l'état normal. La circulation veineuse s'opère librement. Elle n'a jamais eu de congestions passives, soit de sang ou de sérosité, dans les différents organes et dans les cavités séreuses. La respiration n'est pas sensiblement gênée.

Les battements du cœur se font principalement sentir dans la région des cartilages des 5e et 6e côtes. Le pouls est fort, tendu, vibrant, et il se manifeste, à des intervalles plus ou moins éloignés, des bouffées de chaleur vers la tête, des étourdissements et des saignements au nez. En appliquant la main sur le cœur, on sent un frémissement vibratoire ou cataire léger. La percussion pratiquée sur cette région et à gauche donne un son mat. La région précordiale elle-même rend un son clair, partout ailleurs. Les bruits qui accompagnent les battements du cœur sont un peu forts et concentrés, surtout ceux du ventricule gauche.

Je reconnus avec évidence que cette dame était atteinte d'une hypertrophie simple du ventricule gauche. Le pouls radial fournit 64 pulsations. Je la mis à l'usage des bains de petit-lait. De même que chez les malades précédents, pendant la durée des bains, les battements du cœur se ralentissent et s'abaissent au chiffre de 37. Après dix jours de traitement, pendant lesquels la durée des bains est portée à quatre heures, la malade sent que le sang se porte moins à la tête; les épistaxis sont moins fréquents, et le pouls me paraît moins dur. La chorée diminue d'intensité. Après vingt jours de traitement, le cœur semble avoir diminué de volume, et le pouls est moins fort, moins vibrant. Le visage est moins animé, et la malade n'a plus d'épistaxis. Tous les symptômes de chorée et de la maladie du cœur paraissent finis au 33e jour de traitement.

QUATRIÈME OBSERVATION.

M. le comte de L., des environs de Montbrison, âgé de 46 ans, d'un tempérament sanguin, d'une constitution forte, est atteint de palpitations depuis plusieurs années. Dans le principe, il a éprouvé des palpitations passagères et de l'essoufflement, surtout lorsqu'il marchait ou qu'il montait un escalier, qu'il s'animait et parlait longtemps. Depuis lors, ces symptômes ont augmenté progressivement. Il a maintenant les lèvres et les pommettes injectées. Il se fatigue promptement, s'enrhume facilement, et accuse parfois une sensation pénible à la région du cœur. Depuis deux ans, les palpitations deviennent presque habituelles; les battements du cœur sont plus manifestes, et on peut les apprécier soit par la vue, soit par l'auscultation et la percussion, dans une étendue assez considérable. Le pouls présente des modifications analogues à celles des battements du cœur; les veines sont distendues, et le système capillaire est injecté surtout à la face. Il éprouve fréquemment des éblouissements, des vertiges; il dort mal, s'éveille en sursaut, tourmenté par des rêves pénibles.

En examinant la région précordiale, on voit que les battements du cœur soulèvent avec assez de force les côtes. La percussion me démontre que la matité dépasse de 4 centimètres celle que l'on obtient dans l'état normal. En frappant d'un coup sec et retenu les parois thoraciques précordiales, la pulpe des doigts ressent une certaine résistance, due au plus grand volume du cœur.

L'auscultation fait entendre que les bruits du cœur sont plus forts, sourds et étouffés. Dans le moment où les palpitations se font sentir, on entend un bruit de soufflet, quelquefois assez intense.

L'hypertrophie me paraît exister au ventricule droit, puisque la respiration est très-gênée et que, chez ce malade, la dyspnée et l'étouffement, au moindre mouvement un peu précipité, se convertissent parfois en véritable accès de suffocation, que les jugulaires offrent des battements et que la face est fortement injectée.

Je prescris à ce malade, matin et soir, un bain de petit-lait, de deux heures de durée.

Dès le second jour, le pouls devient moins dur : après une heure de séjour dans le bain, il tombe à 44 pulsations. Les battements du cœur sont moins forts, et le visage est moins injecté.

Le 4e jour du traitement, pendant le bain, le pouls tombe à 37 pulsations, et le malade se sent mieux. Dans la journée, il n'a pas eu de dyspnée, et le sommeil est moins agité Le malade a beaucoup uriné dans la journée et dans le bain. Il continue de prendre ses bains du soir et du matin, de 3 heures de durée chacun.

Le 7e jour, en entrant au bain, le pouls présentait 65 pulsations. Après deux heures, il n'était plus qu'à 35. Les palpitations diminuent de fréquence et de durée. La gêne de la respiration est moins forte, le sommeil plus calme ; le malade marche plus facilement, et la face est beaucoup moins injectée. Les éblouissements ont notablement diminué. Le malade va sensiblement mieux.

Il continue son traitement pendant 23 jours, et la maladie va toujours en diminuant. Les bruits du cœur sont moins sourds, et les battements plus calmes. Il peut se promener à pied pendant une heure, monter les escaliers sans être essoufflé. La respiration est plus facile, le sommeil est calme, et le visage moins coloré. Après 33 jours, il quitte l'établissement, très-notablement soulagé. Avant son départ, je trouve que la région précordiale n'est plus agitée, que la matité a diminué de plus de deux centimètres, et que les bruits du cœur sont plus réguliers.

J'ai su, depuis, que ce malade allait toujours mieux.

CINQUIÈME OBSERVATION.

D'une jeune fille chlorotique, affectée de palpitations fréquentes qui ont résisté à différents traitements.

Mˡˡᵉ V., âgée de 18 ans, d'un tempérament lymphatique, d'une constitution faible, présente depuis deux ans tous les symptômes d'une chlorose prononcée, accompagnée de palpitations et d'un bruit de soufflet.

La peau du visage est d'un blanc jaunâtre. La pâleur est surtout très-marquée sur la muqueuse des lèvres, l'orifice des narines et des paupières; les yeux sont cernés, la conjonctive est d'un blanc bleuâtre. La malade est indolente, le moindre exercice lui est pénible; elle a des maux de tête très-violents, fixés principalement à la région temporale droite et offrant des caractères d'intermittence. Le pouls est petit, accéléré; les battements du cœur sont irréguliers, confus et faibles, et s'entendent dans une grande étendue de la poitrine. Le bruit de soufflet se fait entendre pendant les palpitations. Sous l'influence du moindre exercice, son cœur bat avec violence, et à l'auscultation on entend les battements dans une grande étendue, parfois même ils repoussent assez fortement l'oreille. On entend dans les artères principales presque constamment un bruit de soufflet, de ronflement; la respiration est souvent gênée.

L'appétit et la digestion sont troublés; elle n'a d'appétit que pour les mets les plus sapides, tels que les acides, etc. Elle est constipée, et les urines sont très-décolorées. La menstruation est très-faible, le sang excrété est en petite quantité, séreux et pâle. Cette menstruation incomplète, loin de la soulager, aggrave ses souffrances. Elle a des pertes blanches. L'auscultation de la poitrine, la percussion ne dénotent rien de remarquable dans les poumons, qui paraissent sains.

Cette jeune personne, qui appartient à une famille riche, a subi de nombreux traitements. Les ferrugineux sous toutes les formes, les antispasmodiques, les bains de mer à Cette ont été mis en usage. Elle a eu des moments où sa santé paraissait revenir, et, malgré ces moyens rationnels, depuis six mois sa maladie paraît s'aggraver; et, d'après les conseils d'un professeur de la Faculté de Montpellier, elle est venue à Allevard pour y prendre à la fois des bains de petit-lait, boire de l'eau ferrugineuse et terminer son traitement par des douches sulfureuses.

Le 4 juillet 1850, je prescris à cette jeune malade de boire tous les matins trois verrées d'eau ferrugineuse, de prendre un bain de petit-lait de deux heures, et le soir, à quatre heures, de boire également deux autres verrées d'eau ferrugineuse; de faire tous les jours un exercice modéré, sur un âne, dans les montagnes, et une nourriture tonique, avec du vin de Bordeaux. Après six jours de ce traitement, la malade se sent mieux : les palpitations sont moins fréquentes et moins fortes, les bruits artériels moins prononcés; le pouls s'abaisse à 34 pulsations dans le bain. Elle suit le même traitement pendant vingt jours, après lesquels les forces reviennent, l'appétit est plus prononcé, le sommeil plus calme; la respiration est moins gênée, et elle peut se promener à pied sans être fatiguée. Elle prend matin et soir, depuis son arrivée, une douche vaginale d'eau sulfureuse, de 20 minutes de durée. Les pertes ont cessé sous l'influence de ce moyen, et l'état de sa santé s'améliore sensiblement.

Le 27e jour, elle prend ses règles, qui sont un peu plus colorées et plus abondantes. Elle n'éprouve plus les mêmes souffrances que celles qu'elle avait à pareille époque.

Le visage est plus coloré, les gencives sont moins pâles, les bruits artériels ont diminué de moitié, les palpitations ont cessé et les forces ont plus que doublé.

Le 29e jour, je prescris une douche sulfureuse à 34 degrés sur tout le corps et en affusions sur le rachis. Elle continue à les prendre pendant cinq jours. Ces douches réveillent l'organisme sans rappeler les palpitations, et l'appétit augmente, et la jeune personne peut se promener, monter les escaliers sans être trop fatiguée. Elle continue encore son traitement pendant six jours, et quitte l'établissement dans de bonnes conditions.

Il me serait facile de citer d'autres observations pour prouver l'heureuse action du petit-lait sur les mouvements du cœur, comme moyen de sédation.

Je m'empresserai de recueillir avec soin les observations qui se présenteront dans le cours de cette année, afin de démontrer que le petit-lait doit être considéré comme un puissant moyen à opposer aux affections nerveuses du cœur, et même dans quelques-unes de ses lésions organiques.

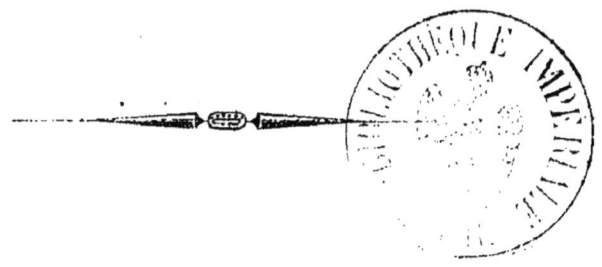

www.ingramcontent.com/pod-product-compliance
Lightning Source LLC
LaVergne TN
LVHW021006090426
835512LV00009B/2117